中風中醫論治

余明哲、范玉櫻 編著

東大圖書公司

國家圖書館出版品預行編目資料

中風中醫論治 / 余明哲、范玉櫻編著. －－初版一刷.
－－臺北市；東大，2002
面；　公分－－(現代中醫論叢. 臨床診斷類)

ISBN 957-19-2707-4　(平裝)

1. 方劑學(中醫) 2. 腦溢血

414.6　　　　　　　　　　　　　　　91013643

網路書店位址　http://www.sanmin.com.tw

ⓒ　中風中醫論治

編著者　余明哲　范玉櫻
發行人　劉仲文
著作財
產權人　東大圖書股份有限公司
　　　　臺北市復興北路三八六號
發行所　東大圖書股份有限公司
　　　　地址／臺北市復興北路三八六號
　　　　電話／二五〇〇六六〇〇
　　　　郵撥／〇一〇七一七五——〇號
印刷所　東大圖書股份有限公司
門市部　復北店／臺北市復興北路三八六號
　　　　重南店／臺北市重慶南路一段六十一號
初版一刷　西元二〇〇二年九月
　編　號　E 41020
　基本定價　參　元
行政院新聞局登記證局版臺業字第〇一九七號

ISBN　957-19-2707-4　(平裝)

編寫說明

　　中風又稱腦卒中，是一種嚴重危害人類健康的常見病、多發病。其發病率、致殘率、死亡率之高，給社會、家庭、個人帶來沈重的負擔。中風後存在的諸多後遺症，又嚴重影響了患者的生活質量和生存能力。因此，中風病的積極防治，提高治癒率，減少致殘率，顯得尤為重要。

　　中風是急性腦血管病的中醫名稱，西醫又稱腦血管意外。其本質是腦動脈或供應大腦的頸動脈或椎動脈發生病變，從而引起局部性血液循環障礙，導致急性或亞急性腦損傷，出現以偏癱、語言障礙、昏迷為主要臨床表現的疾病。根據病變性質，臨床上將中風分為缺血性中風（或稱閉塞性腦血管病）、出血性中風（出血性腦血管病）和混合性中風（同時或先後有出血、缺血性疾病）三大類，缺血性中風包括短暫性腦缺血發作（小中風或中風先兆）、腦血栓形成和腦栓塞；出血性中風包括蛛網膜下腔出血和腦出血。中醫認為本病的發生主要由於患者平素氣血虧虛，心、肝、腎三臟陰陽失調，加之飲酒飽食或憂思惱怒，或房勞過度，或外邪侵襲等誘因，導致氣血運行受阻，肌肉筋脈失於濡養；或陰虧於下，肝陽上亢，陽化風動，血隨之逆於上，挾痰挾火，橫竄經絡，蒙蔽清竅，而形成上實下虛，陰陽不相維繫的危急症候。其病理歸

納起來不外氣（氣逆）、血（血瘀）、虛（陰虛、氣虛）、火（肝火、心火）、風（肝風、外風）、痰（風痰、濕痰）6 個方面，其中又以肝腎陰虛為其根本。治療上常以滋陰潛陽、平肝熄風、益氣活血、化瘀通絡、通腑瀉熱、豁痰開竅等為法。

　　中醫診治中風歷史悠久，幾千年來已經形成了較為完整的理論體系，積累了寶貴的經驗和豐富的資料，特別是歷代聖賢以《內經》理論為基礎創製的諸多有效方劑，已成為中醫診治中風的主要手段，近幾十年來，當代醫家對本病的認識日臻完善，並取得了可喜成績，如中醫藥的內服、外敷、針灸療法等，臨床常常收效甚奇。為了進一步推動中醫藥診治中風病的運用，造福於廣大中風病患者，我們查閱了大量文獻資料，收集了近20年來當代醫家診治中風之名方、驗方、有效良方以及臨床效果顯著的針灸療法，並提供了這些方藥和療法的系統資料，編成本書，希望對廣大從事中風病的臨床、科研人員有所裨益。

編者於
北京中醫藥大學
元培科學技術學院

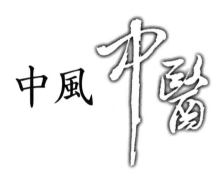

中風中醫論治

第三章　混合性中風

第五章　中風先兆

《下篇》針灸治療

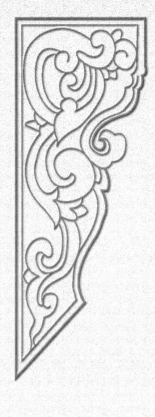
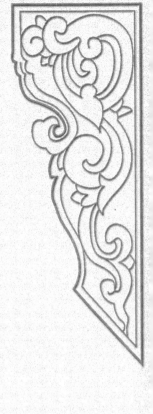

《上 篇》

中醫藥治療

第一章　缺血性中風

　　缺血性中風也叫缺血性腦卒中，是由於血管、血液成分、血液的力學、顱外血管等因素的異常改變，引起腦血管部分或完全阻塞，造成腦組織缺血、缺氧，形成腦功能異常的疾病。主要包括腦血栓形成和腦栓塞。

　　腦血栓形成是指在腦血管壁病變的基礎上，以血流緩慢、血液粘稠度增高或血液成分改變為誘因，形成血栓，使腦動脈血管管腔明顯狹窄或閉塞，引起供血區相應部位的腦組織壞死或喪失功能。本病的發生隨年齡段的增高而增加，起病較緩慢、呈漸進性進展，多在安靜或睡眠狀態下出現運動、感覺及言語功能障礙的症狀，多數無明顯意識障礙或比較輕微的意識障礙，腦水腫及顱內壓增高症狀較少出現或無顱內壓急性增高症狀，一般無腦膜刺激徵，無明顯的頭痛及嘔吐。常伴有腦動脈硬化、糖尿病、高血脂、高血壓及短暫腦缺血發作病史。核磁共振檢查是腦血栓形成最可靠的診斷方法。

　　腦栓塞是指固態、液態或氣體栓子隨血液循環進入腦動脈系統，造成腦組織血液供應阻斷，使該供血區域缺血、壞死，出現相應的腦功能障礙。起病突然，發病後立即出現運動、感覺、視覺或言語等功能障礙，無前驅症狀，也無逐漸加重趨勢，開始即表現為完全性卒中。如果患者既往有風濕性心臟病，尤其是心房顫動者，診斷一般不難確立。瞭解既往病史和能夠引起氣性、脂肪性栓子的疾病，對確診有很大幫助。

　　缺血性中風一般歸於中醫「中風」之「中經絡」範疇。多因氣血虛弱，肝腎陰虛，精氣虧耗，陰虛陽亢引動肝風、痰濁上擾或痰瘀化火，風火相煽上行清空，瘀血痰濁阻滯腦絡而發病。治療多以滋養肝腎、平

肝熄風，或理氣活血、化痰通絡，或益氣養血、活血化瘀，或通腑瀉熱
等為治療法則。

一、辨證分型

㈠肝陽暴張，風火上擾

1.滋潛通絡湯 ❶

【藥物組成】生龍骨30克，生牡蠣30克，生石決明30克，牛膝30克，
當歸尾30克，水蛭5克，白花蛇10克，丹參30克，雞血藤50克，生地黃30
克，白芍15克，甘草6克。

【加減變化】上肢偏癱嚴重者加桑枝30克，薑黃10克，桂枝5克；下
肢偏癱嚴重者可重用牛膝45克，木瓜20克，桑寄生30克；語言謇澀明顯
者可選加白附子10克，石菖蒲15克，殭蠶10克；口角歪斜者加蜈蚣3條，
全蠍10克。

【功效】滋陰潛陽，活血祛瘀通絡。

【適應病症】動脈硬化性腦梗塞。

【用藥方法】水煎服，日1劑。

【臨床療效】100例動脈硬化性腦梗塞患者經治療後,基本痊癒30例,
顯效45例，好轉22例，無效3例，總有效率97%。

【經驗體會】動脈硬化性腦梗塞患者血液流變性有廣泛而明顯異常,
血液呈現「濃、粘、凝、聚」狀態，經服用本方短者2週、長者4週左右
血粘均恢復正常水平，證明本方藥確有抑制血小板聚集，促進纖維蛋白
溶解，阻礙血凝，降低血脂，改善心腦循環等作用。

---

❶ 傅振江，〈自擬滋潛通絡湯治療動脈硬化性腦梗塞100例療效觀察〉，《河北中
醫》，1991，(1)：1。

2.新續命湯 ❷

【藥物組成】麻黃3克，生石膏30克，代赭石18克，防風、川芎、白蒺藜、滑石各10克，當歸、赤芍、黃芩各15克，全蠍、威靈仙各6克。

【加減變化】血壓高者去麻黃，加牛膝、地龍、珍珠母；痰濕壅盛者加竹茹、旋覆花；肝旺心煩者加膽草、黃連；神智不清者加菖蒲、郁金；大便乾結者加大黃。

【功效】疏風清熱，熄風通絡。

【適應病症】急性缺血性腦血管病，肝陽上亢者。

【用藥方法】水煎，每日1劑，分3次服，10～15天為1療程。

【臨床療效】治療60例患者，結果總有效率97%，治療後患者的高粘滯狀態基本恢復到正常範圍；血脂及心電圖，治療前後二者均有改善，尤其對ST段壓低者明顯。

【經驗體會】缺血性腦血管病急性期的治療，當以迅折風火上騰之勢為要。方中麻黃、防風、白蒺藜祛風；全蠍熄風；生石膏、黃芩清熱；當歸、川芎、芍藥養血和血以滅風；代赭石、滑石則取石藥滑疾，以平旋動之威。諸藥合用，故取得較好效果。

(二)風痰瘀血，蒙竅阻絡

1.紅丹 ❸

【藥物組成】丹藥（水銀、火硝、皂礬、食鹽煉製而成）50克，石青（白礬、硫磺煉製而成）25克，銀翠（銀塊、石青煉製而成）150克，麝香25克，牛黃5克，羚羊角5克，熊膽5克，冰片5克，棗泥250克。

【功效】祛痰開竅，行氣化瘀，通腦絡。

---

❷ 邢魯光等，〈新續命湯治療急性缺血性腦血管病的臨床觀察〉，《中國中醫急症》，1997，(1)：16。

❸ 許桑等，〈紅丹治療腦血栓形成371例〉，《吉林中醫藥》，1989，(4)：14～15。

【適應病症】腦血栓形成屬因虛致痰、致瘀，阻塞腦竅，氣血不通，筋脈失養者。

【用藥方法】口服或鼻飼。每天2次，每次1丸，7天為1療程。根據病情可連續服用1～4個療程。

【臨床療效】治療371例患者，其中治癒171例，占46.1%；顯效84例，占22.6%；有效90例，占24.3%；無效26例，占7%。總有效率93%。

【經驗體會】紅丹的處方本著「急則治其標，緩則治其本」的原則，依據中醫秘方加減化裁而成，具有祛痰開竅，行血化瘀、通腦絡之功效。方中丹藥、石青瀉熱安神；麝香、冰片芳香避穢醒神；銀翠、牛黃、羚羊角、熊膽清心解毒，豁痰開竅，對於熱邪熾盛，痰壅阻竅的腦血栓形成是為急救的良方。本方療效高、收效快、毒副作用小。臨床觀察表明，紅丹有擴張腦血管、改善腦循環的作用。在治療前後對病人做腦血流圖對比，顯示治療後腦血流量均有明顯增加，治癒病例全血粘度和血漿粘度均有不同程度的降低，說明紅丹對腦血栓形成者的血液流變性質有改善作用。臨床觀察還表明，療效與病程、年齡無明顯關係；治癒率與病程有關，病程越短，治癒率越高。

2. 當歸芍藥散 ❹

【藥物組成】當歸、赤芍、茯苓、白朮、澤瀉、甘草各10～20克，川芎、全蠍各15～30克，蜈蚣10～20條，水蛭10～30克，殭蠶10～15克。

【加減變化】大便秘結加生大黃10～20克；痰多加膽星10～20克；氣虛明顯加黃芪30～60克；血瘀明顯水蛭用至30～50克。

【功效】化痰通絡，活血化瘀。

【適應病症】腦血栓形成因痰濕上犯腦竅，橫竄經絡，而致「腦絡瘀阻」者。

❹ 張振東等，〈當歸芍藥散治療腦血栓形成102例臨床觀察〉，《實用中西醫結合雜誌》，1993，(7)：420～421。

【用藥方法】水煎2遍，兌勻，分2次服，日1劑。

【臨床療效】102例腦血栓形成患者，痊癒54例，占52.9%；顯效40例，占39.2%；好轉7例，占6.9%；無效1例，占1%。

【經驗體會】腦血栓形成發病之始，多無臟腑諸虛的表現，而多出現偏癱、口流涎、苔膩等痰濕之象，故筆者認為本病病機為痰濕上犯腦竅，橫竄經絡，而致「腦絡瘀阻」、「脈絡瘀阻」。治療上，化痰通絡是基本法則。當歸芍藥散中，茯苓、白朮、澤瀉健脾化濕、理氣化痰，促使脾胃健運，中氣增強，痰濕可化，血脈可行，是為治本；當歸、赤芍、川芎活血化瘀，以治「腦絡瘀阻」，是為治標；殭蠶、蜈蚣、全蠍、水蛭通絡消滯，促使腦動脈、肢體功能的恢復，可加快症狀的改善。合而成方消痰滯活瘀血，使腦絡通，脈絡行，偏癱可癒。

3.溫膽抗栓湯 ❺

【藥物組成】陳皮、枳實、地龍、水蛭、半夏各10克，葛根、丹參、石菖蒲、茯苓各30克，竹茹、川芎各15克，甘草6克，生薑5克。

【功效】燥濕化痰、活血通絡。

【適應病症】腦血栓形成痰瘀阻絡者。

【用藥方法】水煎服，日1劑，分3次。不能內服的患者用鼻飼給藥。10劑為1療程，一般治療需4～10個療程。

【臨床療效】治療腦血栓形成30例，其中痊癒（症狀完全消失，各項檢查指標恢復正常者）14例；顯效（症狀基本消失，各項檢查指標顯著改善者）7例；好轉（症狀明顯減輕，各項檢查指標有所好轉者）6例；無效（症狀無變化或死亡者）3例。平均治療天數為62.4天。

【經驗體會】溫膽抗栓湯是在溫膽湯的基礎上加葛根、川芎、水蛭、地龍、丹參、石菖蒲組成，具有燥濕化痰、理氣和胃、活血化瘀之功。臨床觀察發現老年人隨著年齡的增長雖有腎氣漸衰的一面，但因生活水

❺ 施先庚，〈溫膽抗栓湯治療腦血栓形成30例〉，《湖北中醫雜誌》，1994，(1)：8。

平的提高，也存在痰瘀實熱的一面，因此在治療上不可一味進補，而應
寓瀉於補，慎防痰瘀日久閉阻經絡而發中風。但臨床中風腦血栓形成一
症，尚存氣滯血瘀為主者，又當理氣活血、逐痰通絡；腎氣不足為主，
當先補之。兩者並有者，則應辨明急緩，先急後緩，或標本兼顧、補瀉
同施。溫膽抗栓湯以陳皮、半夏、枳實、茯苓、甘草、竹茹、生薑燥濕
化痰，理氣和胃，消痞散結；以葛根發表解肌，療頭項強痛，緩降血壓，
改善腦循環及外周循環；川芎活血行氣，祛風止痛，擴張血管，增加血
流量，改善微循環及抑制血小板聚集；葛根配川芎，對缺血性腦血管病
是不可缺少的要藥；水蛭破血祛瘀，通經活絡，水蛭含有水蛭素、肝素
和抗血栓素，有防止血液凝固、改善神經、溶解栓子的作用；地龍清熱
熄風通絡，蚯蚓素能溶血，治中風痼疾；丹參活血祛瘀，治四肢不遂，
加快微循環血液流速，抑制凝血、啟動纖溶；石菖蒲芳香化濕，開竅寧
神。諸藥合用，共奏燥濕化痰、活血通絡之功。

4.化痰逐瘀湯 ❻

【藥物組成】清半夏、陳皮、紅花各10克，石菖蒲、郁金、地龍各
12克，川芎15克，水蛭6克。

【功效】理氣化痰，逐瘀通絡。

【適應病症】缺血性中風急性期及恢復早期痰瘀阻絡者。

【用藥方法】上藥物先浸泡60分鐘，水煎服，日1劑，早晚分服，連
續治療28天。

【臨床療效】治療30例，其中基本痊癒13例，顯效7例，有效6例，
無效3例，惡化1例，總有效率86.7%。

【經驗體會】化痰逐瘀湯是根據缺血性中風急性期及恢復早期的病
機特點和痰瘀相關理論，以痰瘀同治為法而擬定的。方中半夏、水蛭為
君，半夏辛溫，燥濕化痰，降逆散結，為治痰要藥，藥理研究證明本品

❻ 李衍濱，〈化痰逐瘀湯治療缺血性中風30例〉，《陝西中醫》，1999，(11)：12。

祛痰降壓，且影響腎上腺皮質激素的分泌；水蛭，鹹苦平，破血逐瘀通經，實驗證明其能促進腦水腫吸收，降顱壓，減輕周圍腦組織炎症反應及水腫，改善局部循環，促進神經細胞功能的恢復。石菖蒲、川芎、郁金為臣藥，石菖蒲開竅豁痰，理氣活血；川芎辛溫無毒，行氣活血，專治頭腦諸疾；郁金行氣解淤，破血祛瘀。陳皮、紅花、地龍為佐藥，陳皮理氣調中、燥濕化痰；紅花活血祛瘀通經；地龍清熱通絡。諸藥配伍，理氣化痰，逐瘀通絡，使瘀去痰消，竅開絡通。

(三)氣虛血瘀

1.癱復湯 ❼

【藥物組成】黃芪30克，丹參30克，當歸12克，赤芍12克，紅花15克，川芎12克，桃仁12克，甘草6克。

【加減變化】氣虛重，脈沈細或弦細者，重用黃芪，量可大至120克；心悸不寐者，加茯神、酸棗仁、柏子仁；便秘者，加肉蓯蓉、郁仁、檳榔。

【功效】益氣活血，化瘀通絡。

【適應病症】腦血栓形成屬氣虛血瘀型。

【用藥方法】水煎服，日1劑，分2次服。

【臨床療效】治療腦血栓形成45例，基本痊癒12例，顯著好轉18例，進步14例，無效1例，總有效率97.8%。

【經驗體會】本方是以補陽還五湯為基礎，加用大劑量的丹參組合而成，方中黃芪大補元氣而起痿廢，重用可增加血液運行的動力；配當歸、川芎、赤芍、桃仁、紅花，以活血化瘀，行血通絡，獲得較好的療效。而中藥丹參素以「一味同四物」著稱，能活血化瘀、養血安神。據現代醫學研究證實，丹參有擴張血管、增加冠狀動脈和腦動脈血流量、

---

❼ 郭榮修，〈癱復湯加西藥治療腦血栓形成45例觀察〉，《中原醫刊》，1984，(1)：16～17。

改善血液動力學和改善微循環的作用。

　　腦血栓形成患者，癱瘓側肢體失去神經控制，血管擴張、血液瘀積、循環不良，每有浮腫出現，由於癱瘓側肢體不能活動，再加營養不良可能發生肌肉萎縮，肢體功能更難恢復。因此，在積極治療的同時，鼓勵患者積極進行功能鍛鍊，即使是在肌力0級或1級時，囑咐家屬或患者自己用健側手幫助活動患肢，每日3～4次，每次10～20分鐘，待肌力恢復至4級或5級時，積極增加活動量。這樣既防止了肌肉萎縮，又為患肢功能恢復創造良好條件，還可給大腦皮層病變部位一良性刺激，促使患肢循環及早建立。

　　據現代藥理學研究，黃芪有強心、利尿和降壓作用，配合相應藥物可治療虛性水腫和高血壓，因此在治療腦血栓形成時，只要有氣虛表現，脈沈細或弦細，無論血壓高低，皆可用黃芪；況且此類患者多係年邁，正氣原已偏衰，正為重用黃芪之指徵。

2.再通湯 ❽

　　【藥物組成】赤芍12克，川芎10克，丹參50克，黃芪60克，當歸、桂枝、桃仁、紅花、山楂、地龍各12克。

　　【功效】活血化瘀，疏通脈絡。

　　【適應病症】缺血性腦血管病的急性期。

　　【用藥方法】將中藥共煎3次，第1次加水量為藥的4倍，煎2小時後濾出藥液；第2次加水3倍，煎2小時濾出藥液；第3次加水2倍，煎2小時後濾出藥液。3次藥液靜置除去殘渣後，濃縮至每劑50ml，分2次服，日1劑。

　　【臨床療效】治療急性缺血性腦血管病共55例，其中臨床治癒35例，占63.6%；顯效15例，占27.3%；好轉5例，占9.1%。臨床癒顯率為91.3%。

---

❽ 覃國全，〈再通湯治療急性缺血性腦血管病55例報導〉，《中國農村醫學》，1987，(7)：29～30。

【經驗體會】現代研究表明方中赤芍、黃芪對血小板聚集、釋放、收縮功能具有一定的抑制作用，還對血栓素合成有抑制作用，從而改善腦微循環，保護缺血性心肌免受損害；紅花、川芎祛瘀生新；桃仁、山楂破血祛瘀；當歸、丹參養血活血；桂枝能溫通心陽以解表；地龍善通四肢經絡，與桂地二藥合用有促進血液循環，防止血流緩慢而發生瘀滯。

3.再生丸 ❾

【藥物組成】全蠍、土元、麝香、鹿茸、白花蛇、當歸、川芎、赤芍、杜仲、防風、木瓜、天麻、桂枝、高麗參、馬錢子、全瓜蔞、枸杞、生地。

【功效】補氣通絡，活血化瘀，祛風行氣。

【適應病症】腦血栓形成。

【用藥方法】以晚上服藥為主，每次3～5丸，如需白天加服，以1～2丸為宜，每日最大量不宜超過7丸。凡有妊娠、感冒、腹瀉以及血壓超過26.6/16kPa者禁用。療程一般為2～3個月。

【臨床療效】用本藥治療腦血栓形成300例，基本治癒279例，占93％；顯效8例，占2.7％；好轉6例，占2％；無效7例，占2.3％。總有效率97.7％。

【經驗體會】中醫學認為腦血栓形成多因氣虛血行不暢，瘀阻經絡而致。治療重在補氣，兼顧活血化瘀。本方以補氣通絡，活血化瘀，祛風行氣為主，在力專性走，周行全身，大補元氣的前提下，改善患肢血液循環，減少血管平滑肌痙攣，抑制血小板再凝聚，以達到補氣行血通絡之目的。用藥後，90％的患肢有發熱感，80％患肢在數小時後可抬高20～40mm。

---

❾　劉書平，〈再生丸治療腦血栓形成300例臨床觀察〉，《山西中醫》，1988，(3)：39。

4. 加味補陽還五湯合三蟲散 ❿

【藥物組成】加味補陽還五湯：生黃芪30～120克，當歸、川芎各15克，香附、赤芍、桃仁各10克，紅花6克，丹參30克，地龍12克。三蟲散：全蠍、蜈蚣各1等份，土元2等份。

【加減變化】頭痛者加石決明、夏枯草；頭暈者加天麻、鈎藤；意識遲鈍者加石菖蒲；口角歪斜者加白附子、殭蠶；言語不利者加石菖蒲、郁金；吞咽困難者加郁金、砂仁；便秘者加大黃、麻仁；小便失禁者加桑螵蛸；上肢癱瘓者加桑枝、片薑黃；下肢癱瘓者加懷牛膝、桑寄生。

【功效】益氣活血，祛瘀通絡。

【適應病症】腦血栓形成恢復期。

【用藥方法】加味補陽還五湯水煎服，日1劑。三蟲散白開水或米酒送服，每次3克，日2次，20天為1療程。

【臨床療效】58例患者，臨床治癒35例，顯效14例，好轉8例，無效1例，總有效率98.3%。

【經驗體會】筆者認為，腎氣衰弱是導致本病發生的內在因素，而氣滯血瘀則是本病病理機轉的中心環節。因此，針對病機採取益氣活血、祛瘀通絡治法，結合辨證擬加味補陽還五湯合「三蟲散」治療，方中黃芪補氣助陽，使氣旺血行，為主藥；輔以當歸、川芎、赤芍、桃仁、紅花、丹參活血祛瘀；地龍鹹寒通絡；佐香附行血中之氣。諸藥合用，共奏益氣活血，祛瘀通絡之功效。更合「三蟲散」中全蠍、蜈蚣主通絡；土鱉鹹寒逐瘀。現代藥理研究顯示，黃芪能興奮中樞神經系統，有擴張血管及降壓的作用；丹參有使血管擴張、血流加速、血量增加和提高機體耐缺氧能力的作用；當歸、川芎、赤芍、桃仁、紅花能降低血液粘滯性。臨床具體應用時，方中黃芪應生用，用量宜重，一般可用到30～120

---

❿ 宋湧文等，〈益氣活血、祛瘀通絡為主治療58例腦血栓形成的體會〉，《新中醫》，1989，(7)：21～22。

克，其目的在於補氣通絡，使力專性走，周行全身，以助推動諸藥之力。另外，對所有病人，治療後期（一般在1個療程以上），在益氣活血袪瘀通絡的同時，宜加平補肝腎之品，能起到提高療效、縮短療程的作用。本方對年齡偏小（65歲以下），病程較短（6個月以下）的患者，效果明顯，一般用藥5～10天後，症狀體徵即明顯改善。但對年齡偏大（66歲以上），病程較長（7個月以上）的患者，療效較差。

5. 歸芪地龍湯 ⓫

【藥物組成】黃芪、白朮、川芎、赤芍、當歸、丹參、地龍。

【功效】益氣活血通絡。

【適應病症】腦血栓形成屬氣虛血瘀型。

【用藥方法】水煎服，日1劑。

【臨床療效】治療100例腦血栓形成患者，其中痊癒65例，顯效20例，有效10例，死亡5例，總有效率95%。

【經驗體會】腦血栓絕大部分屬於中醫氣滯血瘀的範疇，基於中醫之氣為血之帥，血為氣之母，氣行則血行，氣滯血亦瘀的理論，筆者採用黃芪大補元氣；佐以白朮補脾益氣而助黃芪之功；配合當歸養心血；赤芍血中治滯；丹參袪瘀生新；地龍通絡。近代藥理研究表明黃芪有加強毛細血管抵抗力的作用；川芎有擴張血管和降壓作用；丹參可以舒張末梢血管，而且可以使栓塞部位的血管擴張，活化栓塞部位的血液循環，起到了單純使用西藥擴血管藥煙酸片、鹽酸罌粟鹼等所起不到的作用，而且有力地避免了腦血栓形成「梗死區」周圍血管擴張所產生的「盜血」現象。

⓫　朱可，〈歸芪地龍湯臨床治療腦血栓100例療效分析〉，《實用中西醫結合雜誌》，1991，（3）：174。

6. 溶栓通脈湯 ❷

【藥物組成】丹參、赤芍、當歸、川芎、紅花、桃仁、益母草、雞血藤、穿山甲、地龍、黃芪、血竭。

【功效】補氣調氣，活血祛瘀通絡。

【適應病症】腦血栓形成恢復期。

【用藥方法】水煎服，每2日1劑，20日為1療程。根據病情再用第2個療程，最長者達半年。

【臨床療效】治療腦血栓形成50例，治療後肌力比治療前有明顯恢復。

【經驗體會】腦血栓形成屬中醫「中風」範疇，其病機為元氣虛弱，不能推動血液運行而瘀血阻滯脈絡。故中醫治療本病以活血化瘀益氣通絡為主。溶栓通脈湯方中丹參、川芎、益母草、紅花、桃仁、赤芍、穿山甲、雞血藤活血祛瘀、行氣補血、舒筋活絡；當歸活血止痛、增加腦血流量（外周阻力降低）；血竭止痛、消腫、散瘀、止血；地龍通經活絡利尿，用治中風引起的失語及半身不遂；黃芪補氣升陽、利水消腫，可治失語及偏癱。綜合全方能補氣、調氣、活血、祛瘀、通絡。現代醫學研究表明本方具有抗組織胺、抗凝與纖維蛋白（原）溶解作用，並對聚集的血小板有解聚作用，還可降低血小板表面活性，抑制體外血栓的形成；對周圍血管有明顯的消除腎上腺素及去甲腎上腺素收縮血管的作用；挽救梗塞邊緣缺血組織。

7. 補氣活血化瘀湯 ❸

【藥物組成】黃芪150克，川芎15～20克，牛膝、赤芍、丹參各30～40克，桂枝20～30克，當歸、地龍、郁金、石菖蒲、桃仁、紅花、土元、

---

❷ 龍登全等，〈溶栓通脈湯治療腦血栓形成的臨床觀察〉，《四川中醫》，1991, (9)：23～24。

❸ 劉家磊，〈補氣活血化瘀湯治療腦血栓187例〉，《浙江中醫雜誌》，1992, (8)：343。

澤瀉、伸筋草各10克。

【功效】補氣活血化瘀，舒筋通絡。

【適應病症】腦血栓形成屬氣虛血瘀，氣滯血瘀而致偏癱，口眼歪斜，語言謇澀等症者。

【用藥方法】日1劑，水煎2次，分4次服，15天為1療程。

【臨床療效】187例腦血栓形成患者，經治療後基本痊癒122例，占65.2%；顯效37例，占20%；有效23例，占12.3%；無效5例，占2.5%。總有效率97.5%。

【經驗體會】中醫認為，缺血性中風是由氣虛、血瘀、脈阻引起，誠如楊仁齋在《直指方》中所說：「蓋氣者，血之帥也，氣行則血行，氣止則血止，氣溫則血行，氣寒則血凝，氣有一息不運，則血有一息不行。」氣虛與血瘀互為因果，影響著疾病的發生、發展和轉歸，因此，治療缺血性中風不僅要活血化瘀，同時應重視補氣行血，以達到較好的效果。本方中黃芪、當歸、川芎、丹參、桃仁、紅花、郁金、赤芍、牛膝等藥均有補氣活血化瘀的作用；伸筋草、桂枝、地鱉蟲、地龍等通陽化氣，祛風舒筋，通絡止痛；石菖蒲、澤瀉能開竅，降低顱內壓，消退腦水腫。諸藥配合，其作用與現代醫學擴張血管、抗凝、改善局部血循環及局部細胞代謝諸環節相吻合。

8. 通絡溶栓湯 ❹

【藥物組成】黃芪60～120克，當歸、川芎、桃仁、紅花各10～15克，蟲4～6克，桂枝6～12克，丹參20～30克，赤芍、地龍、葛根各15～20克，炮穿山甲6～10克，甘草6克。

【加減變化】陰虛者去桂枝，加生地、玄參各15克；失語者加菖蒲、郁金各12克；口眼歪斜者加白附子10克，全蠍4克；肢體麻木者加雞血藤

---

❹ 李學文等，〈通絡溶栓湯治療腦血栓86例〉，《安徽中醫學院學報》，1993，(2)：22～23。

30克；痰多有內熱者去桂枝，加膽南星10克，鮮竹瀝（兌服）30ml；氣虛痰濕瘀阻者加蒼朮、茯苓各12克，陳皮6克；高血壓者加石決明40克；血壓低者加太子參20克；血脂高者加何首烏25克，山楂50克。

【功效】補氣活血，通絡溶栓。

【適應病症】腦血栓形成。

【用藥方法】每日1劑，水煎，早晚服。10日為1療程，2個療程間休息1～3日，一般服用2～3個療程。

【臨床療效】用本方治療腦血栓形成86例，其中治癒60例，顯效23例，好轉2例，無效1例，總有效率99%。

【經驗體會】本病病機主要是「因虛致瘀」，病理關鍵是「本虛標實」，其本為肝腎不足、氣血衰少，其標為氣滯血瘀、脈絡閉阻。通絡溶栓湯吸取劉河間當歸補血湯、王清任補陽還五湯之優點，本著「氣旺則血行、血行風自滅」的理論，方中重用黃芪補氣；當歸補血和血，川芎、紅花、丹參、赤芍、葛根、桃仁活血化瘀；桂枝、䗪蟲、地龍、炮穿山甲溫通血脈。全方具有補、活、通、溶的作用，可使氣旺血行、瘀除脈通。對於病程在3個月以內及輕、中度腦血栓者，療效較好。

9.益氣活血湯 ⑮

【藥物組成】生黃芪45克，桃仁10克，紅花6克，當歸12克，川芎10克，赤芍10克，地龍10克，蜈蚣3條，全蠍2條（研末）。

【功效】益氣活血。

【適應病症】急性缺血性腦血管病氣虛血瘀型。

【用藥方法】每日1劑，水煎服或鼻飼。

【臨床療效】治療急性缺血性腦血管病47例，其中基本治癒16例，占34%；顯效9例，占19.1%；有效17例，占36.2%；無效5例，占10.7%。

---

⑮ 周文衛等，〈益氣活血湯治療缺血性腦血管病47例〉，《時珍國藥研究》，1994，(3)：12。

總有效率89.3%。

【經驗體會】急性缺血性腦血管病屬中國醫學「中風」範疇，臨床以卒倒昏迷，半身不遂，口面歪斜，舌強語謇為特徵，中醫認為本病是因肝陽上亢，肝風內動或因濕痰生熱，痰壅化風所致，其實是氣虛血瘀，故及時採用益氣活血法治療，能最大限度地減少缺血引起的損傷，明顯地使梗塞區縮小，極大地改善臨床症狀，以致提高患者病後的生活質量。益氣活血湯是以王清任補陽還五湯為基礎，酌加全蠍、蜈蚣而成。方中重用黃芪益氣；歸尾、川芎、赤芍活血和營；桃仁、紅花、地龍化瘀通絡；全蠍、蜈蚣熄風化瘀。諸藥合用，使氣旺血行，瘀祛絡通，諸症自可漸癒。臨床上筆者體會到蟲類藥物在缺血性中風治療中對改善症狀有明顯的效果，尤以糾正口面歪斜，舌強語謇，瘀阻絡脈，肝風內動之證為著。葉天士曰：「久則邪正混處其間，草木不能見效，當以蟲蟻疏通逐邪。」全蠍味辛性平有小毒，入肝經，長於熄風定驚，緩解搐搦；蜈蚣味辛性微溫，亦有小毒，歸肝經，擅於解毒開瘀，張錫純認為蜈蚣「走竄之力最速，內向臟腑，外向經絡，凡氣血凝聚之處皆能開之」。故宗補陽還五湯之旨，參合蠍、蜈以熄風化瘀，治益氣活血，化痰熄風於一爐，對抗栓、溶栓，增加病灶區的血流，縮小梗塞區有明顯作用。

10.益氣活血通絡湯 ❻

【藥物組成】滇三七3克，黃芪30克，當歸、赤芍、丹參、雞血藤各15克，桃仁、紅花、澤蘭、地龍、甘草各10克，炮穿山甲、川芎各6克。

【加減變化】頭痛頭脹、目眩者，加天麻10克，白蒺藜15克；神識呆滯、言語謇澀不利者，加石菖蒲、郁金、遠志各10克；口眼歪斜者，加白附子、天南星各10克；肢體偏廢無力者，加桂枝、續斷、牛膝各10克；失眠多夢、心煩者，加梔子10克，珍珠母、酸棗仁各30克；患側肢

❻ 吳富成，〈益氣活血通絡法治療急性腦梗死30例〉，《浙江中醫雜誌》，1994, (5)：203。

冷而腫者，加附片、茯苓各15克，薏苡仁30克。

【功效】益氣活血，化瘀通絡。

【適應病症】腦梗死氣虛血瘀者。

【用藥方法】水煎分2次服，每日1劑。15天為1療程。

【臨床療效】30例患者經治療後，其中痊癒（意識清楚，血壓平穩，肢體及言語功能恢復正常，生活完全自理者）19例；好轉（意識清楚，血壓平穩或時有波動，肢體及言語功能明顯改善，生活基本能自理者）9例；無效（治療1個療程後，症狀無改善，甚或加重者）2例。治癒率63.3％，總有效率93.3％。治療時間最短27天，最長109天。

【經驗體會】本方重用黃芪益氣，氣足則血行，營養週身，使癱瘓肢體氣血暢達，以利功能的恢復。研究證明，黃芪還有抗凝集、擴張血管和改善微循環的作用；當歸、赤芍、桃仁、紅花、丹參、滇三七、川芎活血化瘀以行血滯；炮穿山甲化瘀，為通經絡、達病所之要藥；雞血藤、地龍養血通絡；妙在用澤蘭一味，既活血，又利尿，從而消除腦水腫，改善血液循環，有利於腦細胞功能的恢復；甘草調和諸藥，並能益氣，通利血脈。諸藥相配，共奏益氣活血，化瘀通絡之效，故療效滿意。

11.益氣祛瘀通脈湯 ❶

【藥物組成】生黃芪30～120克，當歸、川芎、赤芍、桃仁、紅花各12～15克，地龍15～20克，丹參、牛膝、雞血藤各15～30克，水蛭、大黃、全蠍各6～10克，甘草3～6克。

【加減變化】肝陽上亢者加天麻、鈎藤、石決明、生赭石；肝火盛者加黃芩、梔子、龍膽草、夏枯草；肝腎陰虛者加桑寄生、枸杞子、杜仲、熟地；痰盛者加半夏、陳皮、天竹黃、竹瀝；舌強語澀者加郁金、菖蒲、膽南星、川貝母；肢體麻木者加絲瓜絡、威靈仙、蜈蚣、白花蛇；

---

❶ 張學安等，〈益氣祛瘀通脈湯治療缺血性中風127例〉，《浙江中醫雜誌》，1994，(10)：442。

患肢疼痛較甚者加乳香、沒藥；心煩失眠者加酸棗仁、柏子仁、遠志、珍珠母；二便失禁者加附片、益智仁、肉桂、桑螵蛸；痰濁蒙蔽清竅者加安宮牛黃丸。

【功效】益氣活血，祛瘀通脈。

【適應病症】腦梗死氣虛血瘀者。

【用藥方法】水煎服，每日1劑。

【臨床療效】127例患者經治療後，結果臨床痊癒（症狀和體徵基本消失，功能基本恢復，肌力達4～5級，能自由活動）56例；顯效（症狀和體徵顯著好轉，肌力達3級以上，能扶杖行走，生活基本自理）47例；好轉（症狀和體徵均有減輕，功能有改善，肌力提高1～2級，生活不能自理）17例；無效（治療前後症狀和體徵無變化）7例。總有效率94.5%。

【經驗體會】本方由補陽還五湯加味而成，方中用大量黃芪補氣以行血為主藥；配當歸、赤芍、川芎、桃仁、紅花、丹參、水蛭、雞血藤活血通脈，攻逐瘀血；地龍、全蠍熄肝風，通經絡；牛膝通經散瘀，降血壓；大黃通腑瀉熱，活血化瘀；甘草調和諸藥。本方補中寓散，散中寓補，結構嚴謹，藥簡力專，故臨床觀察治療腦梗死有良效。

12. 參芪芎朮湯 ⓲

【藥物組成】白人參6克，炙黃芪30克，酒川芎10克，莪朮15克。

【加減變化】血虛加全當歸10克，熟地黃20克；陰虛加生地黃20克，黑玄參15克；陽亢風擾加明天麻10克，珍珠母30克；痰濕阻絡加法半夏、炒白朮各10克；痰熱腑實加生大黃粉5克沖服；腎虛精虧加製首烏25克，蒸萸肉15克。

【功效】益氣活血。

【適應病症】缺血性中風。

⓲ 趙陽，〈自擬參芪芎朮湯治療缺血性中風132例〉，《遼寧中醫雜誌》，1994, (11)：501～502。

【用藥方法】水煎服，日1劑，15劑為1療程。根據病情輕重，一般服1～3個療程。

【臨床療效】用本方治療缺血性中風132例，其中基本痊癒68例，顯效40例，有效16例，無效8例，總有效率93%。

【經驗體會】中風病係氣血虧損，精髓暗耗，內傷積損為本，風、火、痰、瘀乃本虛演變而成，導致機體陰陽失調，氣血逆亂。沈金鰲在《沈氏尊生書》中明確指出「氣運血行，血本隨氣而周流，氣凝血亦凝也。」王清任在《醫林改錯》中指出：「治病之要訣，在於明白氣血。」所以，治療缺血性中風，必須始終抓住氣血這個根本。現代醫學也認為缺血性中風，乃動脈硬化，血流粘、濃、凝、聚，致腦缺血、缺氧，腦動脈內血栓形成所致。參芪芎朮湯中，人參、黃芪益氣固本；川芎、莪朮行氣活血祛瘀，符合治風先治血，血行風自滅之旨。文獻報導人參具有抗疲勞，促進腎上腺、性腺功能，增強免疫力，臨床觀察到人參對消除中風患者氣短乏力、精神萎靡、腰膝痠軟，對增加體力、下床活動很有幫助。黃芪為補氣要藥，以黃芪為主治療腦血栓形成屢見報導，血壓偏高、陰虛陽亢型患者服用黃芪量可酌減，並與潛鎮藥配伍。川芎現代藥理認為可增加腦血流量，改善微循環，對動脈內皮細胞有保護作用。莪朮藥理研究表明有良好抗血栓形成作用，四藥合用，可使氣旺血行、瘀去新生、血活絡通。缺血性中風患者服本方2個療程左右，肢麻好轉，舌下瘀斑瘀點減少或消失，肢體運動功能恢復，取得較好的療效。

13. 芪黃蛭通湯 ⑲

【藥物組成】生黃芪60克，水蛭9克，大黃、三七各6克，當歸12克，路路通15克，何首烏30克。

【加減變化】腹脹便秘者大黃後下，並加枳實、厚朴各10克；神昏不清者加石菖蒲12克，遠志9克，郁金15克；痰多者加貝母10克，膽南星

---

⑲ 劉洪明等，〈芪黃蛭通湯治療腦梗死60例〉，《吉林中醫藥》，1997，(2)：7。

12克，瓜蔞20克；舌紅少苔者加天冬15克，熟地24克。

【功效】益氣填精，活血通絡。

【適應病症】腦梗死氣虛血瘀者。

【用藥方法】每日1劑，水煎分2次溫服。

【臨床療效】60例患者經治療後，基本痊癒14例，占23.3%；顯效23例，占38.3%；有效20例，占33.3%。總有效率95%。

【經驗體會】本方由補陽還五湯化裁而來，方用黃芪、當歸補氣養血行血；何首烏平補肝腎以固下元；水蛭、三七活血祛瘀；路路通主通經脈以暢氣血；中風急性期氣血逆亂，胃腸氣機鬱滯，易成胃腸實熱證，故加大黃通腑瀉熱，釜底抽薪以暢氣機。上藥合用，不但能益氣養血，填精補腎以治其本，還能破血逐瘀，瀉熱通腑以治其標，故治療腦梗死有較好療效。

14.四神飲 [20]

【藥物組成】黃芪60克，川芎30克，丹參40克，檳榔10克。

【功效】益氣活血化瘀，消積寬中。

【適應病症】缺血性中風氣虛血瘀型。

【用藥方法】加水500ml，煎30分鐘，取300ml汁，分2次口服，每日1劑，連服28天。

【臨床療效】治療缺血性中風96例，其中治癒（患者症狀及體徵消失，基本能獨立生活者）33例，占34.4%；好轉（症狀及體徵基本消失，不能獨立生活者）53例，占55.2%；未癒（患者症狀及體徵無變化或惡化者）10例，占10.4%。總有效率89.6%。

【經驗體會】缺血性腦卒中為常見病、多發病，屬臨床急症，中醫將其歸為「中風」範疇，筆者根據中醫氣血關係學說，結合現代醫學認識，通過長期臨床觀察，認為中醫治療「中風」應逐漸跳出內風引動痰

[20] 顧寧，〈四神飲治療缺血性中風96例療效觀察〉，《中醫藥研究》，1997, (6): 26。

火的藩籬，而應當更加注重「氣」與「血」。就病機而言，「中風」主要是各種原因所致的「氣血併行於上」，故在治則上更應強調「行氣活血」之法。氣為血帥，血為氣母，氣賴血載，血賴氣行，氣行則血行，氣滯則血瘀。基於此，筆者擬方「四神飲」，其中應用大劑量黃芪（60克）補氣，使老年體虛，中氣不足，氣虛不能推動血行而致瘀血內阻，所見半身不遂、口舌歪斜、言語謇澀等均可改善。川芎乃血中之氣藥，兼有活血與行氣雙重功效，因而能消「瘀血」，起到氣行則血行之效。丹參味苦，性偏寒涼，苦能降泄，寒能除煩涼血，有活血祛瘀、養血安神之功效，前人稱之為祛瘀血、生新血之良藥，因此，丹參最適用於血熱瘀滯之中風患者，與川芎併用，相得益彰。檳榔古人多將其歸為殺蟲消積、破氣燥濕之類，但筆者加用檳榔，重在取其降氣破滯、通氣導滯之用，行氣、消積、寬中清腑，此釜底抽薪之法也。

「四神飲」組方味少量大、藥專力宏，黃芪補氣，川芎行氣，檳榔破氣，可使週身氣血流通，則瘀血自消。現代藥理學研究亦表明川芎、丹參等行氣活血藥具有擴張血管、改善微循環、增加腦供血量、降低血粘度等作用。

15.地龍活血湯 ㉑

【藥物組成】黃芪30克，川芎、牛膝、赤芍各15克，地龍、紅花、桂枝、黨參各10克，當歸、桃仁各12克。

【加減變化】肝陽上亢而頭暈者加靈磁石、夏枯草；心悸加黃精、遠志；便秘加川楝子、肉蓯蓉；四肢麻木加威靈仙、雞血藤。

【功效】益氣活血、祛瘀通絡。

【適應病症】腦梗死氣虛血瘀者。

【用藥方法】每日1劑，水煎分早、晚2次服，4週為1療程。

【臨床療效】治療50例，結果顯效（頭痛、頭暈、肢體麻木消失，

㉑　王馥，〈地龍活血湯治療腦梗死50例〉，《陝西中醫》，1998，(1)：14。

語言清晰、癱瘓側肌力提高3級以上）18例；有效（頭痛、頭暈消失，語言清楚，肢體麻木減輕，癱瘓側肌力提高2級，生活基本自理）28例；無效4例。總有效率92%。

【經驗體會】動脈硬化性腦梗死多因氣虛痰濁，血瘀閉阻，故予益氣活血、祛瘀通絡法治療。方中黃芪、黨參、桂枝補氣升陽；當歸、川芎、桃仁、紅花、赤芍活血化瘀；牛膝、地龍祛瘀通絡。動物實驗表明黨參、黃芪有降脂作用，可延長小鼠細胞在體外壽命，使細胞的生理代謝作用增強；桃仁、赤芍、牛膝、地龍等亦有擴張血管、改善微循環、降低血粘度等作用。因此本方對動脈硬化性腦梗死有明顯療效。

16. 黃丹紅花湯 ㉒

【藥物組成】黃芪、丹參各30克，雞血藤、何首烏各20克，紅花10克，水蛭6克。

【加減變化】語言謇澀者加石菖蒲、遠志、殭蠶；肢體麻木者加絡石藤、威靈仙；上肢活動不利者加桂枝、桑枝；下肢活動不利者加牛膝、木瓜；痛久者加穿山甲；便秘者加大黃、郁李仁；肢體腫脹者加益母草、澤蘭。

【功效】益氣活血，化瘀通絡。

【適應病症】腦梗死氣虛血瘀者。

【用藥方法】水煎法，每日1劑，分2次服，20天為1療程。

【臨床療效】102例患者經過1～2個療程治療後，基本痊癒38例，顯效45例，有效10例，無效9例，總有效率91.17%。

【經驗體會】腦梗死的主要病因是氣虛，當氣虛發展影響了血液運行時則發病。方中重用黃芪大補元氣，以針對其氣虛的主要病因。丹參活血祛瘀，配以祛瘀之功甚佳之紅花及「破瘀血而不傷新血」之水蛭，助丹參活血化瘀，使瘀血得以迅速消散。輔以雞血藤通經活絡，行血補

㉒ 韓潮，〈益氣活血法治療腦梗死102例〉，《陝西中醫》，1998，(1)：13。

血。由於老年患者多伴有腎虛精虧，故再配以何首烏滋腎柔肝養血。臨床治療時，應據伴隨症狀輔以通腑、滋陰、化痰等法治療。

㈣瘀血內阻

1. 活血II號注射液 ㉓

【藥物組成】川芎、赤芍、紅花、丹參、降香，藥量比例為1:1:1:1:2。

【功效】行氣活血，化瘀通絡。

【適應病症】腦血栓形成急性期。症見半身不遂，口舌歪斜，語言蹇澀，舌質暗紅或紫暗，舌苔黃膩，脈象弦細或弦滑。

【用藥方法】用藥32克，加於5%或10%葡萄糖液250～500ml中靜脈滴注，每日1次。

【臨床療效】147例腦血栓形成患者，治療後基本痊癒41例，占27.9%；顯效20例，占13.6%；好轉56例，占38.1%；無效30例，占20.4%。總有效率79.6%，痊癒加顯效占41.5%。

【經驗體會】活血II號注射液是針對急性期血瘀氣滯，及時疏通脈絡，使不通為通，是根據中醫理論制定並改進了劑型的方藥，適合於急性期的治療。研究表明活血II號在體內外均有抑制由ADP和膠原誘導的血小板聚積作用，能影響大鼠心肌小血管內血小板聚集，可增加血小板內cAMP濃度，從而抑制血小板聚集；對人體纖維蛋白溶解系統有明顯增加作用，而對纖維蛋白穩定因數活性有降低作用，說明有削弱血栓形成作用。在血栓形成的實驗中，活血II號對特異性血栓形成時間、血栓長度和重量都顯示有抑制作用。在家兔自身肺循環血栓試驗中，觀察到它具有明顯增加紅血栓溶解率及削弱血栓增長的趨勢。

㉓ 陳可冀等，〈活血II號注射液治療急性閉塞性腦血管病147例臨床療效觀察〉，《中西醫結合雜誌》，1985，(2)：100。

2.活絡效靈湯 ㉔

【藥物組成】生乳香、生沒藥、生當歸、生丹參各24克。

【功效】活血祛瘀。

【適應病症】缺血性中風急性期屬瘀血內阻型。

【用藥方法】水煎服，日1劑。

【臨床療效】治療缺血性中風77例，其中基本痊癒40例，占52%；顯效22例，占28.5%；有效12例，占15.6%；無效2例，死亡1例。總有效率96.1%。

【經驗體會】缺血性中風的發生，病機雖然複雜，但主要因素在於患者素體氣血虧虛，心、肝、腎三臟陰陽失調，加以憂思惱怒，或飲酒飽食，或勞累過度，以致氣血運行受阻，瘀血阻痹經絡，肌膚筋脈失於濡養所致。祛除瘀血是治療本病的主要環節，瘀血得祛，氣血自治，痰濁隨消，筋脈得利，則病趨痊癒。然新瘀易祛，舊瘀難除，因此，治療中應及早施逐瘀之藥。活絡效靈湯化瘀力專，方中乳香「善透竅以理氣」，沒藥「善化瘀以理血」，二藥氣味微溫，走竄之力居活血化瘀藥之首，高巔之上，唯此可到，然需生用，若炒用之則流通之力頓減；生丹參、生當歸化瘀，為血分之良藥。中風之瘀血與一般瘀血病證不同，非量大不能除，故四味均為24克，方簡、量重、力專、效宏。因乳沒生用未去油，多數患者服後嘔噁，所以宜微溫而頻服。筆者認為，即使病機屬痰濁阻絡或氣虛血瘀，如在方中加入幾味滋陰養血或補氣益陽的藥物，往往會收到較滿意的臨床療效。

3.血栓解 ㉕

【藥物組成】水蛭、郁金、川芎。

㉔ 韓金華等，〈活絡效靈湯治療缺血性中風77例〉，《陝西中醫》，1986，(6)：152。

㉕ 周裏，〈血栓解治療腦血栓形成243例臨床總結〉，《北京中醫雜誌》，1987，(6)：24。

【功效】化瘀通絡。

【適應病症】腦血栓形成瘀血內阻者。

【用藥方法】將上藥按1.5:2:3的比例粉碎,混合製成片劑,每片重0.3克。每次服6片,每日3次,7天為1個療程,停藥2天,再行下1個療程,8個療程為治療期限。

【臨床療效】243例腦血栓形成患者,經過8個療程的治療,其中基本痊癒(其症狀及體徵基本消失,患肢功能、語言功能、精神意識均基本恢復正常,患肢肌力恢復至5級以上,生活可自理)99例,治癒率為41%;顯效(症狀及體徵明顯好轉,患肢肌力提高2級以上,稍加協助可以行走,能基本自理生活)73例;進步(症狀及體徵有改善,患肢肌力提高1級,但不能單獨行走及自理生活)35例;無效36例。總有效率85%。

【經驗體會】腦血栓形成常因血脈不暢、阻塞經絡而致肌膚不仁、半身不遂。治宜破血化瘀,疏通經絡。方中用水蛭破血化瘀,消癥瘕,通血脈;輔鬱金行氣活血,醒神開竅;川芎輔佐其上,辛溫走竄,能上行頭巔,下達血海,外徹皮毛,旁通四肢。藥理及動物實驗證實,三藥均能調節全身或局部血液循環,改善血液的理化性狀,具有抗凝、抗血栓的作用。諸藥配伍,從治陳舊性瘀血立法,以峻猛破瘀之水蛭為君,是本方的特點。經過實驗運用,血栓解具有化瘀通絡的功效,對腦血栓形成確有一定療效,即使是血瘀兼氣虛、痰阻的腦血栓患者,也能取得較好療效。

4.四蟲活血湯 ❷

【藥物組成】水蛭15克,蜈蚣3條,殭蠶12克,全蠍6克,丹參24克,川芎10克,山藥15克,甘草10克。

【加減變化】氣滯血瘀加紅花、地龍、鬱金;氣虛血瘀加生黃芪、當歸、雞血藤;風痰阻絡加膽星、竹瀝、遠志、菖蒲;陰虛陽亢加龜板、

---

❷ 傅輝,〈四蟲活血湯治療腦血栓形成26例〉,《湖北中醫雜誌》,1991,(6): 14。

女貞子、磁石、鈎藤；腦水腫明顯加大黃30克，牛膝15克。

【功效】破血化瘀，通絡。

【適應病症】腦血栓形成急性期、恢復期有瘀血內阻者。

【用藥方法】水煎服，分2次服，日1劑，10劑為1療程。不能進食者，鼻飼或適當給予靜脈點滴液體。

【臨床療效】26例腦血栓形成患者，經治療後，臨床治癒16例，顯效5例，進步4例，無效1例。一般用藥1個療程後開始見效。

【經驗體會】治療腦血栓形成，關鍵在於儘早改善腦缺血區的血液循環，消除繼發性腦水腫，恢復腦細胞的正常代謝功能。中醫治療此病，多以破血化瘀，益氣通絡為主。四蟲活血湯是較強的破血化瘀劑，尤其對瘀滯時間不久的病位，用此方法治療療效尤為顯著。因水蛭對胃有刺激性，連續服用常感胃脘不適，消化呆滯，故佐山藥、甘草扶脾胃以防中氣受損。

5. 通脈湯 ❷

【藥物組成】柴胡、赤芍、白芍、白蒺藜各15克，佛手12克，枳實、天麻、當歸、川芎、地龍各10克，桃仁、紅花各6克。

【加減變化】高血壓加夏枯草15～30克；高血脂加生山楂、決明子各15克；癱瘓肢體下肢重加川牛膝15克，上肢重加桑枝10克；瘀血重加土元10克；痰濕重加膽南星、陳皮各10克；大便秘結加大黃6～10克。

【功效】理氣活血通絡。

【適應病症】缺血性腦梗塞屬氣滯血瘀，絡脈閉阻，而致偏癱，語言謇澀等症者。

【用藥方法】水煎服，日1劑。15日為1療程，連服1～2個療程。

【臨床療效】25例缺血性腦梗塞患者，經治療後痊癒15例，占60%；顯效7例，占28%；好轉3例，占12%。總有效率100%。

❷ 康廣山等，〈通脈湯治療缺血性腦梗塞25例〉，《浙江中醫雜誌》，1992, (5): 201。

【經驗體會】本病病機在於氣滯血瘀、絡脈瘀阻，故理氣活血通絡為根本治療方法，通脈湯就是根據這一治則，由血府逐瘀湯加減而成，方中柴胡、佛手、白蒺藜、枳實理氣，對本病起重要治療作用，如捨棄這些藥物，則療效欠佳。另外，本方用於治療中風先兆也可取得滿意效果。

6.大黃䗪蟲丸 ㉘

【藥物組成】大黃9～30克，䗪蟲、杏仁各12克，桃仁、赤芍、牛膝各15克，黃芩、虻蟲、乾漆、地龍、蟅蟲各10克，水蛭、乾生地各20克。

【加減變化】陰虛者加石斛、玉竹、玄參；睡眠差者加酸棗仁、遠志、夜交藤；氣血虛者加黃芪、黨參、當歸；肝陽偏亢者加天麻、鈎藤、石決明。

【功效】活血化瘀通絡。

【適應病症】腦梗塞屬於氣滯血瘀以及後遺症期的治療。

【用藥方法】水煎服，日1劑，分2次服。

【臨床療效】治療34例腦梗塞患者，其中臨床治癒25例，占73.5%；顯效6例，占17.6%；有效2例，占5.8%；無效1例，占2.94%。總有效率97.06%。

【經驗體會】本方是醫聖張仲景《金匱要略》裏治療「五勞」、「乾血」證的經方，方由13味藥物組成，其主治證雖然屬於虛勞，實則以瘀為主，具有活血化瘀，軟堅散結，清除濕熱和袪瘀生新，緩中補虛的功效及扶正不留瘀，袪瘀不傷正的作用。而中風病實質是正氣不足，脈絡空虛，肝腎陰虧，肝陽上亢，痰濁阻絡，經脈不利，導致人體陰陽嚴重偏盛偏衰，從而出現本虛標實的證候，血瘀是其本質，所以活血化瘀通絡是治療中風的根本大法，臨床上該病在後遺症期氣虛血瘀，脈絡瘀阻表現得更明顯，因此運用大黃䗪蟲丸加減，益氣活血，化瘀通絡最為合

㉘ 孟慶，〈大黃䗪蟲丸加減治療腦梗塞34例〉，《雲南中醫雜誌》，1993，(6)：6～7。

適。該方中蟲類藥物用的較多，「蟲以動其瘀，通以去其閉」。方中水蛭含水蛭素、肝素，有抗血栓、抗凝血作用，動物試驗表明其具有增加股動脈血液流量和明顯減少血管阻力，直接擴張血管壁作用。

7. 水香冠心片 ❷❾

【藥物組成】水蛭、九香蟲、䗪蟲、郁金、茵陳。

【功效】破血逐瘀通絡。

【適應病症】腦血栓形成（亦可用於缺血性心臟病）。

【用藥方法】上藥製成片劑，每片重0.3克，1次6片，1天3次，30天為1療程。

【臨床療效】治療腦血栓形成96例，其中痊癒42例，有效48例，無效6例，總有效率93.75%。

【經驗體會】腦血栓形成主要由於顱內外供應腦部的動脈血管壁發生病理性改變，血流緩慢或血液成分改變和粘度增加而形成血栓，致使血管閉塞而成。水香冠心片以破血逐瘀通絡為主，方中水蛭配䗪蟲，破血通經；配伍九香蟲行氣止痛；郁金行氣解鬱；茵陳清熱利濕。諸藥共奏破血，行氣，利濕之效。水蛭破瘀血不傷新血，漸消瘀血於無形，因水蛭的唾液中含有一種抗凝血物質，即水蛭素，一入湯劑多被破壞，故提倡水蛭應生用。實驗證實水蛭能抑制血凝，明顯升高PGI_2，降低TXB_2而抗血栓形成，在體內外均有較強的纖溶作用，明顯改善缺血性腦血管病患者血液流變性異常而出現的濃、粘、聚狀態，降低血膽固醇、甘油三酯，擴張毛細血管，改善微循環。

8. 加減葛根湯 ❸❶

【藥物組成】葛根20～40克，麻黃3～6克，桂枝5～10克，白芍、當

---

❷❾ 趙建斌等，〈水香冠心片治療腦血栓形成96例〉，《陝西中醫》，1993，(8)：351。

❸❶ 王平等，〈加減葛根湯為主治療缺血性腦梗塞58例〉，《浙江中醫雜誌》，1993，(9)：390。

歸各10～20克，甘草6克，生薑3片，大棗5枚，丹參20～30克，紅花6～10克，川芎10～15克。

【加減變化】上肢活動不利為主者加桑枝、雞血藤；下肢活動不便為主者加川斷、桑寄生、牛膝；口眼歪斜，言語不利明顯者加全蠍、白附子、殭蠶；痰濁較重者加陳皮、半夏、天麻；血壓較高者加磁石、夏枯草。

【功效】散寒養陰，活血化瘀，溫經通脈。

【適應病症】腦梗塞屬寒凝血脈，氣血瘀阻者。

【用藥方法】水煎服，日1劑。

【臨床療效】58例腦梗塞患者，經治療後痊癒43例，占74.1%；好轉14例，占24.1%；無效1例，占1.8%。總有效率98.2%。

【經驗體會】本方出自張仲景《金匱要略》，為治療剛痙而設。筆者體會，缺血性腦梗塞患者，其痙證表現可不明顯，但只要辨證為寒凝經脈，氣血瘀阻，使用本方相應調整藥物及藥量，即能獲良效。方中葛根能散風寒、養陰津、溫通經脈；配合祛瘀之品活血化瘀。據現代藥理研究，葛根能增加腦血流量，使血管阻力降低；麻黃能抗疲勞；桂枝能解痙、鎮痛；活血祛瘀藥有改善微循環、抑制血小板和抗缺氧作用。故合用能治本病。用藥過程中，注意調整葛根、麻黃、桂枝的用量，以無明顯汗出為宜，且一般始從小量用藥。若合併風熱表症、內蘊痰熱及肝陽上亢時，則忌用本方。

9. 溫陽通脈湯 ❸

【藥物組成】當歸、赤芍、白芍、枳殼、雞血藤、炒地龍各10克，炙黃芪、丹參各15克，桂枝8克，炙麻黃6克，細辛、炙甘草各3克。

【加減變化】陽虛甚者加製附子6～10克。

【功效】溫陽化瘀、活血通絡。

---

❸ 左維民，〈溫陽通脈湯治療缺血性中風27例〉，《陝西中醫》，1997，(3)：101。

【適應病症】缺血性中風陽虛寒凝，瘀血阻滯者。

【用藥方法】水煎服，每日1劑。

【臨床療效】治療缺血性中風27例，其中基本痊癒10例，顯效9例，有效6例，無效2例，總有效率92.6%。

【經驗體會】瘀血是中風中經絡證的主要病因，活血化瘀通絡是主要治療方法。對於陽虛寒凝、腦絡瘀阻一證，陰盛陽衰為本，寒凝血瘀為標，治宜溫陽化瘀，活血通絡。溫陽通脈湯方中以歸、芍活血化瘀；辛、桂溫通經絡；麻黃宣陽散水，兼有疏通肝氣之功；以丹參、雞血藤、地龍加強活血通絡之力；黃芪益氣；枳殼行氣；甘草調和諸藥。諸藥共奏溫陽化瘀、活血通絡之效。

10. 活血湯 ㉜

【藥物組成】水蛭粉3克（沖服），當歸15克，赤芍15克，川芎15克，地龍10克。

【加減變化】肝陽暴亢、風火上擾者加石決明30克（先下），鈎藤15克，生地15克，牛膝9克，菊花9克，生大黃6～10克（後下）；風痰瘀血、閉阻脈絡者，加橘紅9克，半夏12克，菖蒲15克，茯苓10克，天麻15克；氣虛血瘀者加黃芪45克，紅花10克；陰虛風動者加生地15克，麥冬15克，白芍12克，玄參12克；痰熱腑實、風痰上擾者加膽南星10克，全瓜蔞30克，生大黃6克，芒硝6克；中臟腑，閉證加安宮牛黃丸灌服；脫證加人參20克，附子15克，生龍牡各15克。

【功效】活血化瘀。

【適應病症】缺血性中風。

【用藥方法】水煎服，每日2次。

【臨床療效】治療153例，其中治癒42例，占27.45%；顯效63例，占

㉜ 齊靜淑，〈活血湯為主治療缺血性中風153例〉，《北京中醫藥大學學報》，1997，(6)：61。

41.18%；有效36例，占23.53%；無效12例，占7.84%。總有效率92.16%。

【經驗體會】中醫認為缺血性中風是由脈絡瘀阻、經脈不暢所致，多為本虛標實之證，本為肝腎陰陽失調，脾失健運，病之標為風、痰、瘀血。其臨床表現雖有肝陽上亢、痰濁阻絡、氣虛血瘀、陰虛血瘀、痰熱閉竅等不同類型，但其病位在腦，基本病機為瘀血內停。其治療自始至終應以活血化瘀為要，針對瘀阻腦竅之病機關鍵，著眼於整體機能的改善。活血湯以水蛭為君，破瘀通脈；輔以當歸養血活血；川芎行氣活血；赤芍散瘀活血；地龍活血通絡。諸藥合用，共奏活血通脈、祛瘀生新之功。現代藥理研究證實：水蛭含水蛭素、類組織胺物質、肝素、抗血栓素。水蛭素不受熱或乙醇破壞，能阻礙血液凝固，擴張血管，促進血液循環，可長期應用。

(五)陰虛瘀阻

1.腦脈丸 ㉝

【藥物組成】黃芪、水蛭各20克，人參、珍珠各3克，川芎、丹參、龜板各12克，桑寄生、葛根各15克，杜仲、首烏、黃精、石菖蒲、膽星、海藻、黃連、白附子、菊花各10克，靈芝6克，青皮9克，冰片1.5克，白花蛇5克。

【功效】補腎益氣，活血祛瘀。

【適應病症】腦血栓形成症。

【用藥方法】上藥共研細末，分裝入膠囊或製成丸劑。每日9克，分2～3次服。

【臨床療效】169例腦血栓形成後遺症患者，治癒64例，占37.87%；顯效72例，占42.6%；好轉29例，占17.16%；無效4例，占2.37%。總有效

㉝ 靳照禮等，〈腦脈丸治腦血栓形成169例臨床觀察〉，《新中醫》，1989，(1)：28～29。

率97.63%。

【藥理研究】研究證明，該藥具有擴張心腦血管，增加腦血流量，促進側枝循環建立，減少和抑制血小板聚集，增加腦細胞的耐缺氧能力及調節中樞神經功能等作用。同時還有降壓，耐疲勞及輕身烏髮的作用。

【經驗體會】本病主要由於陰虛於下，陽亢於上，血隨氣逆，並走於上，風、痰、火、氣、血、虛互相影響所致。腦脈丸以補腎益氣，活血化瘀為主，輔以清熱化痰、開竅醒腦、熄風通絡。方用石菖蒲、冰片開竅醒腦；水蛭、川芎、丹參活血化瘀，且水蛭祛瘀而不傷氣，故本方重用；黃芪、人參補氣血；青皮行氣理氣；桑寄生、杜仲、龜板、首烏、黃精、靈芝滋陰潛陽、健腦益神、輕身烏髮；白花蛇熄風通絡；珍珠鎮驚安神；海藻、膽星消熱化痰；葛根引藥入經，解項背痙攣；白附子除濕邪、祛風痰；黃連清心火、祛濕熱；菊花平肝明目、利血氣。故本方補而不膩、溫而不燥、益肝腎補氣血、熄內風、清熱痰，既固本又治標，所以臨床療效顯著，急性期配服牛黃清心丸，可收相得益彰之妙。

2.化瘀丸 ㉞

【藥物組成】甲珠、王不留、桃仁、紅花、女貞子、枸杞、水蛭、半夏、瓜蔞。

【功效】滋陰養血，活血通絡。

【適應病症】腦梗塞屬陰虛血瘀者。

【用藥方法】上藥和蜜為丸，每丸含生藥9克，早晚各服1次，每次1丸，6週為1療程。

【臨床療效】治療36例腦梗塞患者，痊癒25例，占69.49%；基本治癒6例，占16.6%；好轉4例，占11.1%；無效1例，占2.9%。總有效率97.1%。

【經驗體會】化瘀丸以滋腎化瘀為主，在改善中風患者症狀同時，

㉞ 羅文儒等，〈化瘀丸治療心、腦血管內瘀血病52例臨床觀察〉，《實用中西醫結合雜誌》，1991，(2)：84。

使血脂、血液流變指標獲得改善或糾正，方中枸杞、女貞子滋陰益腎、填精生髓，現代藥理研究其具有營養心、腦細胞，延緩衰老，調節中樞神經系統作用；桃仁、紅花、甲珠、王不留、水蛭、半夏、瓜蔞化痰活血，有擴張血管、降脂、抗粘、抗凝、清除瘀血、改善血管壁組織氧供應，推遲硬化的作用。

二、統治驗方

1.蒙藥中風方 ㉟

①犁沖十三味丸

【藥物組成】訶子、炙草烏各20克，沈香、珍珠各15克，廣木香、菖蒲、珊瑚、磁石、餘禹糧、丁香、肉蔻、甘草各10克，麝香10克。

【加減變化】若拘攣較劇加蜈蚣、西紅花；麻木甚加白花蛇、天麻、鈎藤、青木香；失語加白檀香、天竺黃、膽星。

【功效】通竅化痰，祛風濕。

【適應病症】腦血栓形成之風痰型。

【用藥方法】以上藥物研成細粉末，麵糊為丸如黃豆粒大。每服9粒，1日2次。

②珍珠丸

【藥物組成】珍珠、石膏、丁香、紅花、白曰香、木香、白巨勝各10克，水牛角20克，白檀香、降香、訶子、梔子各15克，牛黃1.5克，麝香2.5克。

【功效】通經活絡，祛風豁痰，鎮靜安神。

【適應病症】腦血栓形成屬痰火型。

【用藥方法】以上藥物研細粉末，麵糊為丸如黃豆粒大，每服12粒，1日2次。

㉟ 張俊山，〈蒙藥治療腦血栓211例〉，《遼寧中醫雜誌》，1990，(8)：28～29。

【加減變化】上述紮沖十三味及珍珠丸除服用主方外，另外加用藥引子同服，藥用：黑曰香、白曰香、訶子、石膏、丁香、青木香各10克，研成細末，每服3克。可加強主方療效，引藥直達病所。若出現昏迷不醒，可用如下藥物進行鼻飼：沈香、石膏、菊花、丁香、木香各10克，大棗、肉蔻、白巨勝各5克，白檀香15克，冰片3克，水煎濃縮100ml。有開竅豁痰，清肝火功能。

長期服蒙藥達2個月，仍然有半身不遂，肢體拘攣，可用下列藥物洗浴：菖蒲15克，小狼毒、羊蹄葉、艾葉、透骨草各10克。每3日洗浴1次，每次15～30分鐘，達到疏筋活絡祛風目的。

【臨床療效】治療腦血栓211例，其中治癒78例，好轉116例，無效17例，總有效率90％。

【經驗體會】蒙醫對腦血栓認識，認為機體內脈絡，可分白脈與黑脈，白脈之海屬腦，其分支於五臟六腑，四肢百骸，主神志與運動。白脈賴其黑脈血液供養，血不足則白脈失養，若白脈損傷，喪失其功能，則現肢體失靈。採用通經活絡，開竅豁痰之品治療，收效滿意。

2. 消栓振廢湯 ㊱

【藥物組成】川芎、桂枝、雞血藤各30克，葛根、羌活、當歸、赤芍各15克，黃芪60～120克，地龍、炒三棱、炒莪朮、石菖蒲、烏梢蛇各10克，甘草6克。

【加減變化】若眩暈肢麻，血壓高者加天麻、石決明；上肢癱瘓嚴重者加桑枝、薑黃；下肢癱瘓嚴重者加川牛膝、杜仲；口眼歪斜者加白附子、殭蠶；語謇流涎者加膽南星、遠志；舌紅少苔者加白芍藥、知母。

【功效】益氣破血，溫經通脈，祛風活絡，豁痰開竅。

【適應病症】腦血栓形成，半身不遂，口眼歪斜，語謇流涎，記憶

㊱ 楊承歧，〈消栓振廢湯治療腦血栓形成35例療效觀察〉，《新中醫》，1991，(1)：32～33。

衰退，手足腫脹。

【用藥方法】水煎服，日1劑。

【臨床療效】治療35例腦血栓形成患者，經治療後痊癒14例，顯效13例，好轉7例，無效1例，總有效率97.1%。

【經驗體會】本病主要為氣機紊亂，血行不暢，經隧不通，經絡難行溫煦之職，肢體失於溫養所致。其基本病機為中焦運化不健，氣虛推動無力，氣滯血瘀，痰濕停留，神明失養。治宜益氣破血、溫經通脈、豁痰開竅。本方重用川芎活血熄風，取其「上行頭目，搜風散瘀」之效，攜諸藥直達病所，現代藥理研究證明其對血管有直接擴張作用；重用桂枝溫經通脈，調和營衛；羌活、葛根，現代藥理研究證明二者對腦動脈血管有明顯擴張作用；地龍、烏梢蛇舒筋活絡；赤芍、三棱、莪朮行氣破血化瘀；石菖蒲豁痰開竅；當歸、雞血藤補血活血，使瘀血去而不傷新血；再重用黃芪配甘草健脾益氣，推動血液流動而利於血栓消除和肢體功能的恢復。諸藥相合，健脾益氣、豁痰開竅、逐瘀活絡，消栓振廢。

3. 補陽還五起廢湯Ⅰ、Ⅱ號方 ❸❼

【藥物組成】Ⅰ號方：生黃芪60克，當歸、白芥子、鹿角霜各15克，川芎12克，生葛根20克，桃仁、天麻、地鱉蟲各6克，桂枝9克，玉竹30克，製殭蠶、懷牛膝、乾地龍各10克，全蠍（研沖）4.5克。Ⅱ號方：玉竹30克，枸杞子、生黃芪各30克，丹參15克，生葛根20克，桃仁、地鱉蟲、天麻各6克，桑枝9克，製殭蠶、赤芍、懷牛膝、乾地龍各10克，全蠍（研沖）4.5克。

【加減變化】痰濁明顯加製南星、製半夏各10克；痰濁化熱加膽南星、天竺黃各10克；精神憂鬱加生麥芽20克；肢體劇痛加徐長卿20克；大便乾結加火麻仁15克，或生大黃（後下）5克。

---

❸❼ 劉華，〈補陽還五起廢湯治療腦梗塞50例〉，《浙江中醫雜誌》，1992，(4)：154～155。

【功效】Ⅰ號方：補腎益氣，活血袪瘀，消痰利竅。Ⅱ號方：滋養陰血，活血袪瘀，消痰通絡。

【適應病症】Ⅰ號方適應於腦梗塞屬腎陽氣虛痰瘀證者。Ⅱ號方適應於腦梗塞屬腎陰氣虛痰瘀證者。

【用藥方法】水煎服，日1劑，分2次服。

【臨床療效】50例患者，經用補陽還五起廢湯Ⅰ、Ⅱ號方治療後，治癒31例，占62%；顯效9例，占18%；好轉5例，占10%；無效5例，占10%。總有效率90%。

【經驗體會】本方由王清任的補陽還五湯及陳士鐸的生血起廢湯組成，有補腎益氣，滋養陰血，強筋健骨，活血袪瘀，消痰利竅，搜風遂絡之功效。並根據「陰中求陽，陽中求陰，陰陽相濟」組方原則組成補陽還五起廢湯Ⅰ號方及Ⅱ號方，Ⅰ號方重用黃芪和鹿角霜、桂枝大補元氣，溫補肝腎，通陽活絡；Ⅱ號方重用玉竹、枸杞子滋補肝腎，益陰養血以通絡。兩方均用黃芪、玉竹，取黃芪補腎臟元氣，逐五臟間惡血；玉竹補陰益氣，能治「中風暴熱，不能動搖，跌筋結肉，諸不足」。兩藥相需，有陰陽既濟之妙。益氣與活血藥相配，能使「全身之氣通而不滯，血活而不瘀」。強筋骨和蟲類通絡藥相伍，對大腦功能的恢復有較好作用。臨床應用獲滿意療效。

4.中風康復丸 ❸

①Ⅰ號方

【藥物組成】羚羊角10克，鱉甲、穿山甲、威靈仙、龜板、鉤藤各20克，桑寄生100克，石決明、代赭石、當歸、土鱉蟲、龍膽草、地龍、丹參各30克，菊花、夏枯草、雞血藤各60克。

【功效】平肝熄風，清熱化痰，活血通絡。

【適應病症】腦血栓形成急性期屬肝陽上亢，風痰阻絡者。

---

❸ 張海順等，〈中風康復丸治療腦血栓形成85例〉，《陝西中醫》，1994，(3)：107。

②II號方

【藥物組成】黃芪120克，太子參、雞血藤、川牛膝各100克，威靈仙、丹參、桃仁、女貞子、全蠍、殭蠶、水蛭各30克，絡石藤、當歸、土鱉蟲、赤芍、枸杞、首烏、木瓜、烏梢蛇各60克，海風藤150克，川芎、紅花各20克，蜈蚣10條。

【功效】益氣活血，滋補肝腎，祛風通絡。

【適應病症】腦血栓形成後期（恢復期、後遺症期多見氣虛血瘀，肝腎陰虛等本虛證候）。

【用藥方法】上兩方共研細末煉蜜為丸，每丸重10克。每次1丸，每日3次，溫開水送服。

【臨床療效】治療腦血栓形成85例，痊癒51例，顯效24例，有效6例，無效4例，總有效率95.29%。療程最短14天，最長56天，平均28天。

【經驗體會】腦血栓形成屬中醫中風中經絡，根據臨床症狀，按病因分為兩型，早期多見肝陽上亢，風痰阻絡等標實證，治療多用平肝熄風，清熱化痰，活血通絡法，採用中風康復丸 I 號。後期（恢復期、後遺症期）多見氣虛血瘀，肝腎陰虛等本虛證候，治療多用益氣活血，滋補肝腎，祛風通絡之法，採用中風康復丸 II 號。經臨床觀察，中風康復丸 I、II 號療效可靠，無副作用，可長期服用。

5. 加味地黃飲子 ❸❾

【藥物組成】熟地黃30克，山茱萸15克，石斛12克，肉蓯蓉12克，肉桂3克，附子3克，麥冬9克，五味子9克，石菖蒲9克，遠志9克，巴戟天9克，茯苓12克，黃芪30克，丹參18克，當歸9克，川芎9克。

【功效】滋腎陰，補腎陽，開竅化痰。

【適應病症】缺血性瘖痱證。症見語言謇澀或失語，一側肢體偏癱

---

❸❾　王秀琴等，〈地黃飲子加味治療瘖痱證120例〉，《山東中醫學院學報》，1994, (5): 345。

並伴病側肢體麻木不仁。

【用藥方法】水煎服，日1劑，早晚各1次，15日為1療程，一般2～5個療程。

【臨床療效】治療瘖痱證120例，其中痊癒35例，占29%；好轉55例，占46%；減輕25例，占21%；無效5例，占4%。總有效率96%。

【經驗體會】瘖痱證是指中風後出現的語言障礙和肢體麻木。語言障礙分為失語、構音不全和音韻障礙3種。言語障礙、肢體麻木與病變的定位有關係，失語症常與主半球病變有關，構音不全及肢體麻木常與腦幹和兩側大腦半球病變有關。中醫認為腎主骨生髓，通於腦，由於髓海空虛，腦失所養，下元虛損，虛陽上浮，痰濁隨虛陽上浮堵塞竅道則舌強不能言，下元虛衰，筋骨失去濡養則足廢不能用。加味地黃飲子滋補腎陰、溫補腎陽，開竅化痰，益氣活血通絡。方中地黃、山茱萸滋腎陰；附子、肉桂攝納真元之氣；麥冬、石斛、五味子滋陰斂液，調節陰陽；菖蒲、遠志、茯苓交心腎，開竅化痰；黃芪重在益氣，氣旺推動血行；丹參、當歸、川芎活血通絡。由於方證相符，故效果靈驗。

6.大秦艽湯 ❹

【藥物組成】秦艽、羌活、黃芩、當歸、赤芍、黨參各12克，川芎、川牛膝各15克，生地、生石膏、桑枝各30克。

【加減變化】失語者加九節菖蒲、廣鬱金、天竺黃各9克，以化痰開竅；舌尖紅，口苦者加黃連3～6克，以清心火；便秘者加生大黃6～9克，或番瀉葉6克泡水代茶飲，以通腑；患肢腫脹者加萆薢15克，或茯苓30克，以利濕；痰多者加竹瀝水20ml兌服。

【功效】養血活血，清熱祛風。

【適應病症】急性缺血性中風。

---

❹　李濤等，〈大秦艽湯加減治療急性缺血性中風38例〉，《中醫研究》，1995，(2)：21。

【用藥方法】每日1劑，每劑水煎2次共400ml，分早晚2次服下。28天為1療程。

【臨床療效】治療38例，其中痊癒（能獨立行走，生活基本自理，肌力達5級）16例；顯效（持拐杖行走，生活部分自理，肌力達4級）8例；有效（治療後症狀改善，肌力進步）10例；無效（治療後症狀體徵無改善或惡化）4例。總有效率89.4%。

【經驗體會】急性缺血性腦血管病屬於中國醫學中風範疇。急性期患者常有煩躁、身熱、口臭、便秘等症狀，其舌質多表現為紅或暗紅，舌苔黃或薄黃，脈象弦或弦細。中醫辨證為風熱瘀血、閉阻經脈。大秦艽湯原方功效為祛風清熱，調理氣血，用於治療風邪初中經絡，手足不能動，舌強不能言語之中風證。筆者取其養血活血，清熱祛風之意，去原方中獨活、細辛、防風、白芷等辛燥之品，去甘草、熟地以防過分滋膩；方中秦艽、羌活祛風清熱；川牛膝、桑枝通絡；生石膏、黃芩清熱瀉火；生地、赤芍、當歸、川芎養血活血，取其「祛風先行血，血行風自滅」之意。全方貫穿祛風清熱、養血活血、通絡解語之效，用於治療急性缺血性中風取得了較好的療效。治療後肌力較治療前明顯改善，癱瘓肢體麻脹感減輕，症狀消失快，大便乾結、煩躁、口臭等症狀改善明顯，舌苔脈象趨於正常。

第二章　出血性中風

出血性中風，是腦內動脈、靜脈、毛細血管破裂引起的出血性疾病，以動脈出血最為多見，包括腦出血和蛛網膜下腔出血。發病年齡多在45～65歲之間，男女差異不明顯，死亡率高達40～60%，致殘率高，存活率低。

原發性或自發性腦出血，多指腦內血管破裂而引起出血，絕大多數是高血壓病伴發腦小動脈病變在血壓驟升時發生，出血部位多數發生在大腦半球深部基底神經節，其次在橋腦、小腦等。本病多見於寒冷季節，多在白天或活動時發病。一般在出血前幾小時至幾天內，可能有頭痛、頭暈、嗜睡、精神障礙，運動、視覺、感覺、言語功能障礙、鼻衄、眼底出血等。發病時急驟，往往數分鐘或數小時達到高峰，其表現與出血部位、出血速度、出血量及機體狀況、機體反應性等因素有關。急性期的主要症狀為頭痛、頭暈、嘔吐、偏癱、四肢癱、意識障礙、失語及尿便失禁，並可能出現面色潮紅、深大呼吸或潮式呼吸、鼾聲、流涎、脈搏快、血壓升高、高燒、一側或雙側瞳孔縮小，對光反射減弱或消失，肌力降低，也可能出現抽搐、驚厥。

蛛網膜下腔出血是指腦內動脈、靜脈破裂出血進入了蛛網膜下腔而引起的一系列臨床症狀。本病的產生可由頭顱外傷引起（稱為外傷性蛛網膜下腔出血），也可由非外傷引起（稱為自發性蛛網膜下腔出血）。該病包括：①繼發性蛛網膜下腔出血，主要是腦內出血破入腦室系統後進入蛛網膜下腔；②原發性蛛網膜下腔出血，主要是先天性或後天性腦動脈瘤，腦動、靜脈畸形破裂，血液直接進入蛛網膜下腔。本病一般根據突然發生的劇烈頭痛、嘔吐、腦膜刺激徵和均匀血性腦脊液及壓力增高，

即可確診。多數患者可能伴有不同程度的意識障礙，其程度可依病情、出血量、損傷部位等而有所不同。病人可表現為嗜睡、淡漠，也有人表現為精神症狀，煩躁不安、譫妄或狂躁，甚至出現不同程度的昏迷。眼底檢查發現玻璃體膜下出血更具有特徵意義。

　　出血性中風，病情較危重，大多屬中風之「中臟腑」，其發病多因肝腎陰虛，肝陽上亢，化火生風，挾氣血上逆頭部，或瘀血痰濕阻滯腦脈而致。中醫治療則多選用滋陰降火、平肝潛陽、化痰熄風、清熱涼血、活血化瘀、通裏攻下諸法。

辨證分型

(一)肝陽暴張，風火上擾

1.平肝熄風湯 ❶

【藥物組成】天麻15克，鈎藤15克，石決明30克，生地15克，白芍15克，牛膝15克，三七6克，羚羊角4克。

【功效】平肝熄風，滋陰潛陽，活血祛瘀。

【適應病症】急性腦出血肝陽化風證。

【用藥方法】每日1劑，水煎，分2次口服，淺昏迷及服用困難者給予鼻飼。

【臨床療效】治療急性腦出血肝陽化風證20例。基本痊癒10例，占50%；顯效6例，占30%；有效3例，占15%；無效1例，占5%。總有效率95%。

【經驗體會】腦溢血又稱出血性中風，中醫屬「內中風」、「卒中」的範疇。本病初起階段以肝陽化風為主，風、瘀是本病的基本病理特點。

---

❶ 渠清華等，〈平肝熄風湯治療急性腦出血肝陽化風證的臨床觀察〉，《湖南醫科大學學報》，1992, (9): 235～238。

清代醫家葉天士說：中風，「乃身中陽氣之變動，肝為風臟，因精血衰耗，水不涵木，木少滋榮，故肝陽偏亢，內風時起」，就臨床所見，本病具有發病急驟，證候多端，變化迅速，尤如風性善行數變的特點。故筆者認為早期針對「風」治療是關鍵，對挽救病人生命，阻止病情的發展，減少致殘率具有重要意義。再者，本病為出血性中風，出血為離經之血，中醫稱之為瘀血，「瘀血不除，新血難安」。故本方在平肝熄風、滋陰潛陽之基礎上，早期佐用活血止血之品，以活血不傷新血，止血不留瘀血，療效頗佳，近年來，現代醫學認為腦出血後一般在短時間內形成血腫，出現「占位元效應」，不僅局部組織被破壞，而且引起周圍腦組織受壓和腦水腫，危及生命。血腫壓迫時間越長，神經機能恢復越困難，其死亡率及病殘率亦高。所以，能否儘早地清除血腫與預後關係重大。而本方按照中醫辨證施治原則，以天麻、羚羊角、鈎藤為君藥，以平熄肝陽上擾之風；白芍、生地、石決明為臣藥，以滋陰潛陽，協助君藥以制陽亢，使肝陽化風得以平熄；佐以三七、牛膝以活血化瘀，牛膝引血下行又為使藥，從而有利於血腫消散，緩解神經受壓，加速神經功能恢復。據現代藥理研究，天麻、鈎藤、石決明、羚羊角具有鎮靜、抗驚厥、降壓作用，天麻、羚羊角還能鎮痛和改善腦循環。牛膝、生石決明有利尿作用，三七、牛膝有消腫、鎮痛作用，三七還具有止血作用，其所含的三七總皂甙能明顯抑制心腦組織氧自由基及脂質過氧化作用，對腦缺血再灌注損傷具有保護作用。白芍總甙具有中樞性鎮痛、鎮靜、抗激怒及降溫作用。生地黃含有20餘種氨基酸，對腦神經細胞具有營養作用。縱觀全方，具有鎮靜、抗驚厥、降血壓、利尿、脫水降顱壓、抑制氧自由基的產生、改善腦循環、保護再灌損傷、營養腦神經等功能，從而提高療效。

2. 加味羚角鈎藤湯 ❷

　　【藥物組成】羚羊角粉（沖）、全蠍、生白芍、田三七、菊花各9克，

---

❷　周菊明，〈加味羚角鈎藤湯治療出血性腦卒中23例〉，《新中醫》，1994, (9): 38。

鈎藤、天麻、川貝、茯神、地龍各12克，鮮竹茹、鮮生地、代赭石各15克，生甘草6克，水牛角片（尖部）50克。

【功效】平肝熄風，止血祛瘀，清熱化痰，醒神開竅。

【適應病症】出血性腦卒中症。

【用藥方法】每劑藥水煎2次。先文火將鮮竹茹、水牛角片煎沸10分鐘後，再放入鈎藤煎沸5分鐘，其餘中藥再納入一起煎煮，煎煮1小時後，用紗布濾出藥液沖羚羊角粉服。藥渣再放適量水復煎15分鐘，隔6小時後服。儘早服藥，急性期特別是昏迷病人不能口服時可鼻飼，如合併消化道出血時藥液一定涼後服。急性期病情嚴重時應每天2劑藥煎4次服，每6小時服藥或鼻飼1次，10天為1療程。病情穩定後改為每日1劑。恢復期宜早用藥渣加桑枝、石菖蒲各150克煎水擦洗患肢，配合患肢功能鍛鍊。

【臨床療效】23例出血性腦卒中病人經治療後，結果基本痊癒7例，占30.4%；顯效13例，占56.5%；有效2例，占8.7%；無效1例，占4.3%。總有效率95.7%。治療最短5個療程，最長12個療程。

【經驗體會】出血性腦卒中多由陰虛陽亢、肝火內動，化火動風迫使血液妄行，血隨氣逆，上衝於腦，導致血瘀於腦，瘀血停滯，風火相煽，痰濁壅阻，清竅閉塞。病機多為本虛標實。本虛為肝腎陰虛、氣血不足，標實乃風火痰瘀。本方有平肝熄風，止血祛瘀，清熱化痰，醒神開竅之功。急性期在治標顧本的基礎上止血祛瘀，能使離經之血儘快機化吸收，使被瘀血壓迫所致水腫壞死的腦組織復活是治療的關鍵，因此宜儘早服藥，藥量要足，尤其是主藥，如無羚羊角，可以水牛角加倍量使用。此外，臨床觀察表明每天服2劑藥比每天服1劑藥者康復快，後遺症少。

3.羚茅湯 ❸

【藥物組成】羚羊角粉1.2克（沖），珍珠粉0.6克（沖），生石決明、鉤藤各30克，白茅根60克，菖蒲、澤瀉各10克，牛膝15克，膽星6克。

【加減變化】出血量較多者加三七粉2克（沖）；神昏不醒者加郁金10克，遠志6克；痰熱腑實，大便秘結或溏而不爽，舌紅苔黃厚膩而乾、脈弦滑有力者加生大黃10克（後下），芒硝6克（沖），瓜蔞15克；角弓反張，抽搐不止者，加殭蠶10克，全蠍6克；痰熱壅盛者，加半夏10克，瓜蔞15克；噁心嘔吐者加蘇葉、川黃連各6克；頭痛劇烈者加白芷、元胡各10克；五心煩熱，口乾舌燥，咽乾，舌紅少苔或無苔，脈細數者，加生地30克，元參、丹皮、石斛各10克。

【功效】鎮肝熄風，清熱化痰，醒神開竅。

【適應病症】急性出血性腦中風肝陽上亢，風火上擾清竅。

【用藥方法】上方水煎備用，每日1劑口服。昏迷者發病48小時以內，高位灌腸；48小時後鼻飼，每次200ml，每日2次。同時保持營養和水、電解質平衡，對於合併高血壓、糖尿病及感染者分別給以對症治療。

【臨床療效】72例患者經治療後，結果基本治癒26例，占36%；顯效27例，占37.5%；有效2例，占2.75%；無效10例，惡化7例，占23.7%。總有效率76.3%。

【經驗體會】急性出血性腦中風發病急，預後差；病機多屬肝陽上亢，風火痰熱上擾清竅，血溢腦脈之外。故本方藥以鎮肝熄風加化痰開竅之配伍，用於急性發作的腦中風，收效滿意。在治療上本方用法可以口服，亦可根據患者的病情給予灌腸或鼻飼，使中醫藥在急性病的治療上有更廣泛的應用。

---

❸ 單振友等，〈羚茅湯治療急性出血性腦中風72例臨床觀察〉，《北京中醫雜誌》，1997，(6)：23。

㈡痰熱內阻

1. 牛蒡子二陳湯 ❹

【藥物組成】牛蒡子30克，陳皮、茯苓、合歡皮、佩蘭、菖蒲各15克，半夏、竹茹各10克，天竺黃（研粉沖）、甘草各5克。

【加減變化】頭痛重用牛蒡子，可逐漸加量至50克，最大量為60克，可能有腹瀉等副作用；痰盛加川貝母15克；痰火均重加龍膽草75克，大黃15克（後下），枳實15克；傷津加天花粉25克。

【功效】清熱化痰，活血通絡。

【適應病症】蛛網膜下腔出血。

【用藥方法】水煎服，日1劑。不能口服者鼻飼給藥，30天為1療程。

【臨床療效】治療蛛網膜下腔出血100例，3週內症狀緩解者76例，3週內腦膜刺激徵消失者為70例，4週內病死例數為5例。

【經驗體會】中醫認為本病以情緒緊張，飲食失節，勞累為誘因。情志傷脾、脾不健運，聚濕生痰，痰淤化熱，熱極生風，風火挾痰，阻塞經絡，氣血逆亂，清竅閉塞，神為所擾，導致本病，故治宜清熱化痰，活血通絡，牛蒡子二陳湯方中牛蒡子清熱化痰，不僅能清肺中痰熱，還能宣通經絡，通行四肢；半夏、陳皮燥濕化痰；竹茹、天竺黃清熱滌痰，可緩痰聚生熱，防止熱極生風，氣血逆亂而病情惡化；茯苓健脾利濕，脾運得健則痰無以生，斷其後源；合歡皮、佩蘭、菖蒲芳香化痰，開竅醒神。諸藥並用，消痰清熱健脾開竅。臨床觀察表明，本方可降低顱內壓，促進出血吸收，並能有效的防止再出血。

---

❹ 寇裕鐸，〈自擬牛蒡子二陳湯治療原發性蛛網膜下腔出血100例〉，《中西醫結合雜誌》，1990，(9)：568～569。

2.腦血寧口服液 ❺

【藥物組成】水蛭3克，生大黃8克，膽星6克，水牛角15克，代赭石10克，懷牛膝8克，青黛5克，石菖蒲10克，天竺黃4克，雞血藤10克，澤瀉15克。

【功效】活血化瘀，清熱化痰開竅。

【適應病症】高血壓性腦出血。

【用藥方法】濃縮水煎劑（每100ml含生藥63.5克）每次100ml，每日2次，口服，意識障礙者鼻飼喂服，14天為1療程。

【臨床療效】治療高血壓性腦出血22例，其中進步16例，無變化3例，惡化1例，死亡2例，總有效率72.7%。

【經驗體會】有學者指出，出血性腦血管疾病是因血管破裂而引起血管內外的血瘀，出血量越大，血瘀的程度越重，所以，只有及時應用活血化瘀藥，祛除瘀血，改善血液循環障礙，才能從根本上控制出血。臨床應用活血化瘀藥大多在腦出血的亞急性期(發病3～14天)和恢復期，筆者臨床觀察結果表明腦血寧對高血壓性腦出血急性期具有一定的直接或（和）協同治療作用，能加速神經功能的恢復，說明在高血壓性腦出血急性期運用活血化瘀藥物有利於提高臨床療效。方中水蛭、大黃活血化瘀；牛膝引血下行；膽星、青黛、菖蒲、天竺黃清熱滌痰開竅；水牛角、代赭石重鎮清熱安神；雞血藤養血安神；澤瀉利水消腫，降低血壓。腦血寧具有改善微循環，控制和防止治療過程中血液高粘滯綜合徵發生的作用，阻止或遞轉高血壓性腦出血血瘀證的病理過程。

---

❺ 陸志強，〈腦血寧治療高血壓性腦出血22例對照觀察〉，《中國中西醫結合雜誌》，1993，(7)：405。

㈢胃熱腑實

1.通腑祛瘀湯 ❻

【藥物組成】大黃15克，枳實15克，菖蒲15克，芒硝10克，牛膝25克，赤芍15克，三七粉10克（沖），桃仁15克。

【加減變化】昏迷者同時給予安宮牛黃丸；痰盛者加膽星、天竺黃等量；抽搐者加全蠍、殭蠶、蜈蚣；頭暈重者加石決明、夏枯草、鈎藤。

【功效】通腑祛瘀，滌痰瀉熱。

【適應病症】出血性腦卒中。症見昏猝仆，面赤氣粗，語言謇澀，兩手握固，牙關緊閉，鼻鼾痰鳴，半身不遂，苔黃膩、厚燥或白膩厚燥，脈弦滑數或沈實，溲赤便乾難解。

【用藥方法】以水1500ml先煮5味，取500ml；內大黃更煮取250ml去滓；內芒硝，更上微火一二沸，待溫後沖三七粉沖服。

【經驗體會】腦卒中歷代醫家立論不同，有主風、主火、主痰或氣血虛弱外受風邪立論。治療不外散風、順氣、化痰、祛瘀等。而通腑法一般常用於邪在胃腸，燥屎停結，熱結於裏，以及水結、蓄血、痰滯、蟲積等證，具體運用於腦卒中則少有報導，而出血性腦卒中多來勢急驟，因痰生熱，氣虛生痰，痰熱互結，演變成痰熱腑實證，進而胃腑濁熱上熏，更助肝陽上亢。故急性期，予以通腑祛瘀，蕩滌實熱，直折火勢則奏捷效。

2.通腑活血滌痰湯 ❼

①加味大承氣湯

【藥物組成】大黃12～15克（後下），芒硝9～15克（沖服），枳實10

---

❻ 司文忠，〈通腑祛瘀法治療出血性腦卒中〉，《中醫藥學報》，1983，(6)：38～40。

❼ 侯建民，〈通腑瀉熱活血化瘀治療急性中風（出血性）35例小結〉，《河北中醫》，1987，(5)：1～3。

克，厚朴9克，萊菔子15克，瓜蔞30克，膽南星10克，葶藶子12克。

【加減變化】昏迷嗜睡者加安宮牛黃丸1丸，溶化後隨上藥灌服或鼻飼；高熱不退（中樞性高熱）者加犀羚液（犀角6克，羚羊角6克）灌服或鼻飼；痰多者加天竺黃10克，竹瀝30ml灌服或鼻飼；嘔吐咖啡樣物加白芨粉4克（沖服）。

【功效】化痰清熱，通腑瀉濁。

【適應病症】急性出血性中風痰熱腑實證。

【用藥方法】水煎服或鼻飼，日1劑。

② 加味增液承氣湯

【藥物組成】玄參20克，麥冬20克，生地20克，大黃9～12克（沖服），枳實10克，甘草6克。

【功效】養陰通腑清熱。

【適應病症】急性出血性中風屬痰熱腑實證者。

【用藥方法】水煎服或鼻飼，日1劑。

③ 加味活血滌痰湯

【藥物組成】赤芍15克，當歸15克，川芎10克，桃仁15克，丹參30克，水蛭9～15克，穿山甲10克，大黃10克，瓜蔞30克，膽南星10克，鉤藤20克，全蠍9克。

【加減變化】意識障礙，加石菖蒲10克，郁金10克。

【功效】養血活血，化痰祛瘀通絡。

【適應病症】急性出血性中風屬血瘀阻絡證者。

【用藥方法】水煎服，日1劑。

【臨床療效】以本方治療急性出血性中風35例，治療時先投以通腑瀉熱之加味大承氣湯或增液承氣湯，再投以活血化瘀之加味活血滌痰湯或加味補陽還五湯，痊癒13例，佔37.1%；顯效15例，佔42.8%；好轉4例，佔11.4%；死亡3例，佔8.6%。總有效率91.4%，痊癒加顯效者28例，佔80%。

【藥理研究】通腑瀉熱之方藥有較快減輕腦水腫降低顱內壓的作用；活血化瘀之方藥有較早消除顱內血腫的作用。

【經驗體會】急性出血性中風，雖是陽熱暴亢，肝風內動，風火痰熱挾氣血上衝額頂所致，但在中風的發展過程中，痰火邪熱同樣也蘊結於中焦，使燥結阻滯，失於升清降濁，進一步影響氣血運行。故臨床多見神昏躁動不安，嘔吐腹部脹滿，大便閉塞等陽明腑實證候。通腑瀉熱法，瀉其燥熱瘀血，使腑氣得通，亢盛之火下瀉，內動之風自熄，氣機得暢，氣血得和，則顱內壓下降，從而減輕了腦水腫，保護了腦組織，為進一步恢復神經功能的治療奠定了良好的基礎。對於通腑瀉熱和活血化瘀法在急性出血性中風中的應用，先以通腑瀉熱，後以活血化瘀，較為適宜。因為出血性中風急性期多內熱熾盛，活血化瘀藥多偏燥。經通腑瀉熱治療後，燥屎得下，腑氣得通，舌苔漸化，脈象漸趨緩和，神志漸清，再用活血化瘀藥，以清除其離經之瘀血。兩法配合應用，可謂相得益彰，能收到滿意臨床效果。是治療急性出血性中風的重要法則。

3.中風 I 號方 ❽

【藥物組成】製大黃30克，桃仁20克，水蛭10克，膽南星、廣郁金各12克。

【功效】通腑瀉熱，化痰消瘀。

【適應病症】出血性腦血管意外。

【用藥方法】每日2劑，水煎服，服藥後大便控制在每日3～5次。若便次超過5次者，改服1劑。連用14天。神昏者鼻飼。

【臨床療效】治療出血性腦血管意外100例，其中基本痊癒50例，顯效15例，有效29例，無效6例，總有效率94%。

【經驗體會】本病治療之關鍵是化瘀通腦，且用不厭早。離經之血

---

❽ 楊延光等,〈中風 I 號方治療出血性腦血管意外100例〉,《浙江中醫雜誌》, 1993, (12)：533。

瘀阻於腦可能導致新血不生，出血不止。出血不止則加重血瘀範圍，新血不生則使腦髓失養，腦失所用。因此治療方面，主要應活血化瘀，並強調用不厭早，越早越能儘快恢復腦灌注，防止腦的不可逆性損傷。選用清熱涼血、化瘀止血的製大黃為主，組成中風Ⅰ號方，並非瀉燥屎，故不生用而用製大黃，取陽明為通路之意。

4.黃角湯 ❾

【藥物組成】大黃（後下）、水牛角各30克。

【功效】通腑開竅。

【適應病症】腦出血急性期。

【用藥方法】水煎，日1劑，以大便日解4～5次為度。

【臨床療效】用本方配合脫水、補充水電解質等對症治療33例腦出血急性期患者，結果基本痊癒10例，顯效15例，有效6例，惡化2例，總有效率94%。

【經驗體會】腦出血患者大多在發病後出現大便秘結，為風、火、痰、瘀阻於中焦，化熱化燥而成腑實證。方中大黃通腑瀉熱，使內風肝火得熄，痰熱、瘀血能化，此為上病下取。實驗研究大黃能降低顱內壓，減輕腦水腫。配合水牛角醒腦開竅，促使患者神智復清。即使無便秘，只要無脫證，可及早使用黃角湯（體虛者可用酒製大黃），提高治癒率。

(四)氣虛血瘀

1.加味補陽還五湯 ❿

【藥物組成】黃芪90～120克，當歸15克，赤芍10克，地龍10克，川

---

❾ 張介眉等，〈黃角湯治療腦出血（急性期）臨床觀察〉，《湖北中醫雜誌》，1997，(6)：16。

❿ 隆義清，〈加味補陽還五湯治療腦出血50例分析〉，《中西醫結合雜誌》，1991，(11)：699～700。

芎30～50克，丹參10克，桃仁6克，紅花3克，全蠍2克，蜈蚣1條，土元2克。

【加減變化】舌紅，苔黃膩，口臭，大便燥結，加大黃、枳殼、膽南星、陳皮各10克；昏迷者加石菖蒲、佩蘭各10克；陰虛加麥冬、玄參各15克，石斛10克；肢冷形寒者加附片10克，桂枝6克。

【功效】活血化瘀，益氣通絡。

【適應病症】高血壓性腦出血急性期。

【用藥方法】每日1劑，水煎，分早晚2次服。

【臨床療效】用此方治療腦出血27例，完全治癒9例，基本治癒10例，好轉4例，無效4例，總有效率85.2％。

【經驗體會】為了加強活血袪瘀，解除大腦中瘀血壓迫的作用，本方是在補陽還五湯的基礎上，加用川芎、丹參、土鱉蟲、全蠍、蜈蚣等藥組成。方中重用川芎一味，具有擴張周圍血管及降血壓作用，大劑量應用無不良反應；加用丹參、土鱉蟲意在加強當歸、赤芍、紅花、桃仁活血袪瘀之效；配合地龍、全蠍、蜈蚣熄風、解痙。促進瘀血塊的吸收，以提高治癒率，增加肌力恢復速度和程度。臨床觀察發現，多數患者均有不同程度的大便乾結，故在方中常加大黃、枳殼、玄明粉，服2～3劑後，大便通暢，不少患者通便後神志轉清。

2.腦衄化瘀湯 ⓫

【藥物組成】生黃芪50克，海藻、仙鶴草、生地各30克，地龍、澤瀉各20克，赤芍、當歸、川芎各10克，土元、參三七、甘草各5克。

【加減變化】血壓高者加決明子、生龍牡；神昏竅閉者加石菖蒲、天竺黃；舌強言謇者，加膽南星；舌紅少苦或無苔者加枸杞、山萸肉；舌紫甚者加桃仁、紅花；腑實者加大黃；舌苔厚膩者加草果。

⓫ 楊林，〈腦衄化瘀湯治療腦出血33例臨床觀察〉，《浙江中醫雜誌》，1992,(5)：200。

【功效】益氣活血，化瘀止血。

【適應病症】腦出血急性期。

【用藥方法】日1劑，水煎分服。

【臨床療效】治療33例，其中顯效18例，好轉11例，無效3例，死亡1例，總有效率87.88%。

【經驗體會】腦出血相當於中醫「腦衄」病證，其病因不外乎肝腎陰虛，風陽上亢，而致絡破血溢。《血證論》認為「凡血證，總以袪瘀為要。」故早期應用活血化瘀藥是治療本病的關鍵，腦衄化瘀湯即是宗此而設，方中黃芪大補元氣，有氣旺則血行之意；海藻、仙鶴草、三七、地鱉蟲及四物湯活血袪瘀；地龍清熱化痰，熄風止痙；澤瀉利水消腫降壓。諸藥合用，療效理想。但出血未止前，少用大量峻烈逐瘀之品，一般可根據CT分析，在血止3日後，酌情選用。

(五)瘀血內阻

1. 犀角地黃湯加黑大黃 ⑫

【藥物組成】犀角、生地、芍藥、丹皮、黑大黃。

【加減變化】發熱者加雙花、連翹；肢體癱瘓者加桃仁、紅花、雞血藤、伸筋草；短暫意識喪失者加羚羊角。

【功效】清熱解毒，涼血化瘀。

【適應病症】蛛網膜下腔出血。

【用藥方法】每日1劑，水煎服。

【臨床療效】用本方治療蛛網膜下腔出血20例，痊癒15例，好轉3例，無效2例，總有效率90%。

【經驗體會】蛛網膜下腔出血是腦血管意外的重症之一，屬中醫「瘀證」之範疇，多由內熱過盛，迫血妄行，離經之血瘀阻於經絡而致。陳

⑫ 陳楚單，〈犀角地黃湯治療蛛網膜下腔出血20例〉，《國醫論壇》，1992, (1): 28。

昌明醫師選用犀角地黃湯加黑大黃治療本病，屢用屢驗，反覆驗證，效如桴鼓。方中犀角清熱涼血；配生地既可解血中熱毒而止血，又可養陰生津；芍藥和營瀉熱；丹皮涼血散血，同助犀地以奏涼血止血、清熱解毒之功效；方中加黑大黃，遵「凡血妄行瘀蓄必用桃仁大黃行血破瘀之劑」之意，既可協助本方涼血止血，又可導滯通腑，使濁氣下行，瘀去血止，氣血暢通而病癒。

2. 祛瘀化痰湯 ⑬

【藥物組成】天竺黃、膽南星、半夏、茯苓、桔梗、枳殼、桃仁、紅花、赤芍、丹參、牛膝。

【加減變化】肝陽偏亢者加鈎藤、菊花、石決明、白芍；肝火熾盛者去半夏，加龍膽草、羚羊角；熱痰壅盛者加鮮竹瀝；痰迷心竅者加郁金、石菖蒲，並沖服安宮牛黃丸1粒，每日2次。此外，嘔甚者加竹瀝；頭痛甚者加蔓荊子、刺蒺藜；熱結胃腸，大便不通者去半夏，加大黃適量。

【功效】祛瘀化痰。

【適應病症】蛛網膜下腔出血急性期。

【用藥方法】水煎服，日1劑。

【臨床療效】治療蛛網膜下腔出血18例，經治療2週內痊癒6例，3週內痊癒7例，4週內痊癒3例，5～6週痊癒1例。

【經驗體會】蛛網膜下腔出血，其病機主要為瘀血內阻，經隧不通；或痰瘀阻絡，肝陽上亢；或邪入臟腑，痰蒙心竅。但筆者認為無論是痰，是瘀，或痰瘀互見，在治療上都應以痰瘀同治立論，因人在生理上津血同源，在病理上痰瘀同出一源，且互為因果。痰因瘀生，瘀因痰生，故治痰必同時治瘀，治瘀必同時治痰，方中天竺黃除心經之痰而開竅醒神；膽南星去脈絡之風痰；半夏除脾胃之濕痰而止嘔；茯苓健脾利濕，杜絕

⑬ 任曉芳，〈祛瘀化痰湯治療蛛網膜下腔出血18例〉，《浙江中醫學院學報》，1992，(2)：26。

生痰之源；桃仁、紅花、赤芍、丹參共為活血祛瘀之品；懷牛膝引瘀血下達；桔梗、枳殼開胸行氣，氣行則血行，杜絕瘀血再生，此為痰瘀同治之方。

3.破瘀醒神湯 ⑭

【藥物組成】炒水蛭、䗪蟲、桃仁、紅花、酒製大黃、白薇、石菖蒲。

【加減變化】兼火熱或痰熱證者，均將清開靈注射液40～80ml，加入5～10%葡萄糖注射液或0.9%生理鹽水400～500ml內靜脈滴注，日1～2次；神昏者，屬風火上擾清竅證或痰熱內閉心竅證者，加用安宮牛黃丸1丸或安腦牛黃散1支，化水鼻飼。

【功效】活血破瘀，開竅醒神。

【適應病症】急性出血性中風。

【用藥方法】日1劑，水煎3次，取汁350～450ml，4～6小時1次，每次80～100ml口服，神昏者予鼻飼或低位灌腸。夜間則以破瘀醒神散（每支含生藥5克）沖服，每夜1～2支。

【臨床療效】應用本方治療急性出血性中風43例。其中痊癒22例，占51.2%；顯效9例，占20.9%；好轉3例，占7%；無效和死亡者9例，占20.9%。

【經驗體會】本方主要適應於出血性中風急性期，以出血量在30ml以下，或30ml以上不適合手術的患者，尤以中腑病人療效為好。在治療中還應注意配合辨證加減以及多種治法合用和多途徑的給藥，方能適應中風病病情急、變化多、發展快的需要。患者中風後立即應用破瘀醒神法，則療效尤佳。在治療過程中，當患者神志轉清後或伴有體虛證候時，祛痰藥減量或改用化瘀通絡藥以防傷正，或隨症加補益藥。中風急性期，夜間可用破瘀醒神散沖服、鼻飼或灌腸，給藥途徑方便，利於救治。

---

⑭ 林亞明，〈破瘀醒神法在出血性中風急性期的應用〉，《中醫雜誌》，1992，(5)：25。

4.龍蠍蛭膠囊 ⓫

【藥物組成】地龍、全蠍、水蛭三味藥按2:1:1用量共研細末，分為3種劑量：小劑量（地龍4克，全蠍2克，水蛭2克）、中劑量（地龍8克，全蠍4克，水蛭4克）、大劑量（地龍12克，全蠍6克，水蛭6克）。

【功效】祛瘀活血通絡。

【適應病症】小劑量應用於出血性中風急性期中臟腑者；中劑量應用於出血性中風恢復期和缺血性中風的急性期中經絡者及部分缺血性中風的恢復期；大劑量應用於中風病的後遺症期。

【用藥方法】中臟腑者，藥末加溫開水適量鼻飼；能口服者將藥末裝入空心膠囊內，每日2～3次分服。

【臨床療效】治療中風50例，基本痊癒28例，顯效18例，有效3例，無效1例，總有效率98%。

【經驗體會】龍蠍蛭膠囊方中地龍、全蠍、水蛭三味藥有祛風豁痰、消瘀通絡之效，然又各有所長：地龍鹹寒祛瘀之力稍遜，清熱化痰、熄風止痙作用較明顯；全蠍鹹苦平，除熄風止痙外，祛瘀通絡功能較強；水蛭辛平，破血逐瘀之力較猛，熄風之力較差。三藥均有不同程度地擴張血管、提高纖溶活性、抗凝血、減少血小板聚集、降低血液粘度、加速血流、利尿降壓、改善微循環的作用。中風病無論急性期，恢復期，還是後遺症期，無論中臟腑還是中經絡，用此三味藥治療均能達到較好的治療效果，只是用法和用量不同。小劑量可止血、活血，有抗凝血作用，對於出血性中風急性期，小劑量膠囊既能迅速止血，防止繼續出血，又能促進已溢之血的吸收，缺血性中風急性期中臟腑者，往往有血壓偏高、存有不同程度的顱內壓增高徵象，用小劑量可起到緩解腦水腫、改善腦部缺血缺氧狀態。如果用量偏大會導致出血的可能（包括腦溢血和消化道出血等），臨床尤需注意。中劑量膠囊可活血化瘀通絡，有分解吸

收血腫的作用，出血性中風恢復期和缺血性中風急性期中經絡者用之較
為合適，經絡通暢，氣血運行趨於正常，則腦有所榮，筋脈得養，各種
症狀可得到明顯的改善。後遺症期的病人由於病位元局部長期缺血缺氧，
其腦意識思維功能低下，故出現神志呆滯、反應遲鈍、感情脆弱易於哭
笑等症狀。此期患者往往難於服用較多的藥物或長期服用，而一般用藥
或短期用藥又很難奏效，服用大劑量膠囊可逐漸改善腦代謝，使病人精
神、意識漸漸復常。本品具有簡、便、廉等優點，但對病程超過2年者收
效甚微。

第三章 混合性中風

　　混合性中風是指患者同時或先後出現出血、缺血性中風。另外，缺血性與出血性中風是兩種性質不同的疾病、但二者可有相似的臨床表現，如偏癱，失語或語言謇澀，口舌歪斜，昏迷等，又同屬中醫「中風」的範疇，因此，缺血性與出血性腦血管病的中醫辨證治療亦多相同或相似之處。本節主要介紹中醫既可治療出血性中風，又可治療缺血性中風的方藥。

一、辨證分型

(一)肝陽暴亢，風火上擾

1.化痰開竅醒神湯 ❶

　　【藥物組成】遠志、郁金、菖蒲各15克，丹參30克。

　　【加減變化】陽化風動型以本方合天麻鈎藤飲；痰濕內盛型以本方合溫膽湯。

　　【功效】化痰開竅醒神。

　　【適應病症】中風中臟腑屬風動挾痰型。

　　【用藥方法】可給予鼻飼、灌腸及口服等多種途徑給藥。

　　【臨床療效】治療中風中臟腑20例，痊癒13例，好轉7例，總有效率100%。

　　【經驗體會】方中遠志辛苦微溫，有寧心安神、祛痰開竅之功；菖蒲辛溫芳香，能化濕開竅寧神；郁金行氣解鬱，祛瘀止痛，涼血清心；

---

❶ 張凱福，〈化痰開竅醒神湯治療中風20例〉，《湖北中醫雜誌》，1984，(2)：14。

丹參活血化瘀。四藥合用化痰濁解瘀滯，涼血開竅醒神。對於風動挾痰，侵犯心腦所致風中臟腑之證有良好的開竅醒神作用。

2. 起痿湯 ❷

【藥物組成】龍骨30克，牡蠣30克，牛膝10克，歸身12克，桃仁10克，紅花10克，炒大黃6克，地龍5克，土元4克，赤芍10克，生地12克。

【加減變化】中風後期體弱者可加黃芪、川芎；合併痰症者可酌情配合溫膽湯、川貝、天竺黃。

【功效】活血化瘀，鎮肝潛陽。

【適應病症】腦血管意外。

【用藥方法】水煎服，日1劑。

【臨床療效】33例腦血管意外患者，基本痊癒8例，占24.2%；顯著好轉12例，占36.4%；好轉5例，占15.2%；無效8例，占24.2%。總有效率75.8%。

【經驗體會】現代醫學研究表明，出血性中風和缺血性中風在血流變檢查中，血球壓積、全血粘度、血漿粘度、紅細胞電泳時間及纖維蛋白原等均有明顯改變，血液流變改變是血瘀證重要表現之一，故活血化瘀既可治療出血性中風，亦可治療缺血性中風。起痿湯正是宗此意而設，方中當歸、桃仁、紅花、赤芍活血化瘀；龍骨、牡蠣、牛膝潛陽降逆；生地涼血養陰；土鱉、地龍活動脈絡；炒大黃引血下行。合用之共奏活血化瘀，鎮肝潛陽之效。

(二)痰熱腑實

1. 化痰通腑飲 ❸

【藥物組成】全瓜蔞30～40克，膽南星6～10克，生大黃10～15克（後

---

❷ 劉學民等，〈起痿湯治療中風33例療效觀察〉，《實用中西醫結合雜誌》，1991，(7)：411。

❸ 王永炎等，〈化痰通腑法治療中風病158例療效觀察〉，《中國醫藥學報》，1986，(2)：22～24。

下），芒硝10～15克（沖）。

【加減變化】硝黃劑量一般掌握在10～15克左右，以大便通瀉，滌除痰熱積滯為度，不宜過量；待腑氣通後，再予清化痰熱活絡之劑，如瓜蔞、膽星、丹參、赤芍、雞血藤、威靈仙等；針對中臟腑而見痰熱腑實證的危重病人，加用竹瀝。竹瀝苦微寒，具清熱化痰之功，可單用或兌入湯藥中服，每服30～60ml，日服2～3次。

【功效】化痰通腑。

【適應病症】中風病急性期痰熱腑實證。

【用藥方法】水煎，分早晚服，每日1劑。

【臨床療效】治療中風病158例，基本痊癒63例，占39.9%；顯效39例，占24.7%；有效33例，占20.9%；無效17例，占10.8%；惡化6例，占3.8%。總有效率85.4%。

【經驗體會】臨床觀察表明，中風急症病人，除具有中風的五大主症外，常有便乾便秘、舌苔黃膩、脈弦滑三大突出兼症，患者發病後即有便乾便秘，常是3～5天，甚至10天不大便，初期脘堵腹滿，矢氣臭，繼而腹脹堅實，腹部可觸及燥屎包塊；或起病後雖能大便，但大便乾結如球狀，此乃中焦蘊蓄痰熱，灼傷津液所致。因此，當務之急宜化痰通腑，這樣一可使腑氣通暢，氣血得以運行，以通痹達絡，促進半身不遂等症的好轉；二可使阻於胃腸的痰熱積滯得以降除，濁邪不得上擾心神，克服氣血逆亂以防內閉；三可急下存陰，以防陰劫於內，陽托於外，發生抽搐、戴陽等變證。故正確及時地應用化痰通腑法是搶救中風急症的重要環節。化痰通腑飲是由大承氣湯化裁而來，大承氣湯本為陽明裏濕燥熱而設，但凡由痰熱壅盛導致痞滿燥實等臨床見症，或雖未成腑實，但因腑氣不降，濁邪上犯，氣血循行受阻而出現神志不清，半身不遂，口歪言謇者遵從「異病同治」、「有是證，用是方」的原則，雖是中風急症病人，只要符合大承氣湯證，即可選用本方加減進行治療。大承氣湯

由大黃、厚朴、枳實、芒硝四藥組成，其中厚朴具有行氣導滯、破結除滿之功，於方中為理氣消滿而設，然中風患者出現的痞滿症狀，是由痰熱結滯中焦而成，故筆者改用全瓜蔞清熱化痰散結，利大腸，使痰熱下行；膽南星熄風解痙，消化痰熱，二味合用消化痰熱，散結寬中；生大黃苦寒峻下，蕩滌胃腸積滯；芒硝鹹寒軟堅，潤燥散結，助大黃通腑導滯。另外，必須注意患者過用瀉下藥也可傷正，臨床常見心慌、氣短、自汗、口乾、舌紅少津，脈沈細緩，甚或肛門總有少量大便。這種情況的出現，一是用藥過量，二是用通瀉劑過早，經補液後很快糾正。臨床上，有時硝黃雖用至10～15克，患者仍無大便，此時病人煩躁或腹中絞痛，而半身不遂和神志狀況加重。因此應該根據病情和體質合理地運用本法，若素體壯實，當以重劑，以達到通瀉目的為度；若素體氣陰不足者，則用藥宜輕或攻補兼施為宜。

2.羚芍瀝黃湯 ❹

【藥物組成】羚羊角3～6克（磨沖），白芍15克，竹瀝汁45ml，生大黃9克，雙鈎藤（後入）15～30克，地龍10克，石決明（先煎）60～90克。

【功效】平肝清熱、化痰通腑。

【適應病症】中風急性期。

【用藥方法】每日1劑，水煎服。昏迷病人採取鼻飼。

【臨床療效】治療80例，其中基本痊癒（可恢復工作或操持家務）25例，占31.25%；顯效（神經功能缺損評分減少80%，部分生活自理）40例，占50%；有效（神經功能缺損評分減少50%或5分以上）9例，占11.25%；無效（神經功能缺損評分減少或增加不足5分）6例，占7.5%。療程最短10天，最長60天，平均為32.92天。

【經驗體會】中風病屬本虛標實之證候，在本則屬肝腎陰虛、氣血衰微，在標為風火相煽、痰瘀壅阻。中風急性期，多以標實為主，故治

❹ 秦振華，〈羚芍瀝黃湯治療中風急性期80例〉，《黑龍江中醫藥》，1998, (1): 13。

當平肝清熱、化痰通腑。羚芍瀝黃湯方中以羚羊角平肝潛陽，清熱熄風；輔以鉤藤、白芍、石決明、地龍以助羚羊角平肝熄風之力；竹瀝汁清熱化痰；大黃通腑瀉熱，活血化瘀。諸藥合用，切中患者「風火痰瘀」之病機，取得較好療效。

　　通過臨床觀察，筆者認為羚羊角、竹瀝汁、大黃液灌腸是治療中風急性期之「三寶」。早在《本草綱目》記載，羚羊角具有「平肝舒筋，定風安魂……散血下氣，辟惡解毒、治子癎痙疾」，《藥性淪》也注「能治一切熱毒風攻注，中惡毒風卒死昏迷不識人。」現代藥理研究羚羊角有解熱、鎮靜、抗感染、抗驚厥、降血壓的作用。竹瀝達痰，古有成方，《外治》曰：「中風多從熱起，宜先服竹瀝湯。」另外，急性中風患者90%以上有不同程度的大便秘結。故方中伍以大黃，並對便秘患者予以大黃液灌腸以達「推陳致新、釜底抽薪」之效用。現代藥理證實大黃有降低血壓，改善微循環，減輕腦水腫的作用。因此通過大黃通腑導滯，調暢氣機，調整臟腑機能，縮短急性期療程，挽救生命。

3.龍牡星黃飲 ❺

　　【藥物組成】龍骨（先煎）、牡蠣（先煎）、木瓜各30克，生石膏（先煎）30～50克，膽南星、瓜蔞、大黃各10～15克，懷牛膝15～30克，白薇10克，甘草5克。

　　【功效】平肝熄風，化痰瀉火。

　　【適應病症】中風屬風痰上擾，痰熱腑實型。

　　【用藥方法】每日1劑，水煎內服。

　　【臨床療效】治療65例，其中基本痊癒（半身不遂等基本恢復，遍身麻木、口眼歪斜、言語謇澀等症基本消失，生活可自理或參加部分工作）17例；顯效（半身不遂明顯恢復，能扶杖而行，遍身麻木、言語謇澀等明顯好轉）25例；有效（半身不遂有進步，但仍不能步行，遍身麻

❺ 鄧新衛，〈龍牡星黃飲治療中風65例〉，《新中醫》，1998，(5)：44。

木、言語謇澀有好轉）9例；無效（半身不遂等症狀體徵無明顯變化）8例，惡化6例。

【經驗體會】臨床觀察發現，中風的急性發作，半數以上是風陽亢盛、痰火相煽所引起。及時平肝熄風，化痰瀉火，則無氣血逆亂以致內閉之虞，亦無傷陰耗液而致陰劫於內、陽脫於外之患。龍牡星黃飲即是據此而設，方中龍骨、牡蠣平肝熄風；生石膏直清陽明；膽南星熄風解痙，消化痰熱；瓜蔞清熱化痰散結；生大黃蕩滌胃腸積滯，使邪熱有出路；懷牛膝益肝腎，強筋骨，兼利血脈，引血下行；白薇瀉血熱；木瓜舒筋，強筋骨；甘草調和諸藥。

4.通腑瀉下湯 ❻

【藥物組成】瓜蔞、丹參各30克，膽南星6克，生大黃、芒硝、枳實各10克。

【功效】通腑化痰，醒神開竅。

【適應病症】中風（中臟腑）急性期患者，包括以下情況：①痰熱腑實證：面色潮紅，痰涎壅盛，氣粗口臭，大便秘結，左下腹可觸及硬結，舌苔黃膩厚，脈滑大數。②中臟腑的其他證型：無論有無便秘，只要屬於實證，或正氣未虛者。③中臟腑的其他證型，只要合併有大便秘結者。

【用藥方法】水煎服，一般應用2～3天（每天分2～3次服完），中病即止，不必盡劑。神識完全清醒後，根據所出現的證候，隨症加減。

【臨床療效】40例患者經數日後神識昏蒙程度均有不同程度的改善，絕大多數患者可清醒，經過3個療程治療後，基本痊癒13例，顯效16例，有效10例，無效1例，總有效率97.5%。一般在1～2天內清醒，最多6天恢復正常。

【經驗體會】中風（中臟腑）多由於憂思惱怒、恣酒嗜肥甘之食或

勞累過度等，以致陰虧於下，肝陽暴亢，陽升風動，氣血逆亂，血隨氣逆而上湧，上蒙清竅則突然昏倒不省人事，或風火相煽，痰熱內閉，症見面赤、身熱、氣粗、口臭、口噤、便閉等症，屬中風急症、危症。採用通腑瀉下法，以醒神開竅。①通腑瀉熱法其妙在於通過通便，下積瀉熱，滌濁逐風以除燥屎、積滯、實熱及水飲等病理產物，從而達到治癒疾病的目的。瀉下法不僅蕩滌了胃腸積滯，使邪有出路，而且可使痰熱之邪隨之祛除，不僅降低了腹壓，同時也減輕了腦壓，從而達到痰去神清，故可醒神開竅。②肺與大腸相表裏，採用通腑使大腸之熱盡瀉，濁氣得除，使體內有毒物質隨大便而去，因此宣通肺氣。肺主皮毛，司呼吸，從而改善了肺臟的通氣功能，使呼吸質量提高，改善了血液循環，糾正了體內缺氧狀態，同時亦改善了腦部循環而達到醒神開竅之目的。③中風（中臟腑）神志昏蒙，其病在上在腦，採取通便之法使濁氣下降，清氣上升，隨著腹壓下降，膈肌活動加強，肺通氣功能得以改善，呼吸衰竭則可緩解，達到了上病下取之目的，該法具有釜底抽薪，通其腑氣，導熱下行之功效。通腑瀉下湯中瓜蔞寬胸理氣、潤燥通便；大黃瀉熱通便，破積行瘀；配芒硝、枳實，則攻瀉力更強，芒硝潤燥軟堅，瀉熱通便；膽南星化痰燥濕，祛風止痙；枳實破氣化痰，散結消痞，而且現代藥理學研究表明對胃腸有興奮作用，能使胃腸蠕動收縮節律均勻而有力；丹參活血祛痰，涼血除煩，安神定志，清血中之熱，祛瘀能力強。諸藥合參，共奏通腑化痰，醒神開竅作用。

(三)痰瘀蒙竅

風火煎 ❼

【藥物組成】羚羊粉、犀角粉、生地、丹皮、全蠍、牛膝、菖蒲、郁金、生大黃。

---

❼ 吳金榮等，〈風火煎治療中風陽閉證20例〉，《中國中醫急症》，1993，(6)：254。

【功效】平肝熄風，清營涼血，化痰開竅。

【適應病症】中風陽閉證。症見神昏、面紅、目赤、舌紅、脈數、肢體拘急、便秘。

【用藥方法】濃煎300ml，日分4次鼻飼。

【臨床療效】治療中風陽閉證20例，痊癒12例，好轉5例，無效3例，總有效率85%。

【經驗體會】中風陽閉證係肝陽化火，蒸騰心營，氣火挾痰奔迫於上，以至腦絡破裂或阻滯不適而成；且熱結腸腑，充斥三焦，火盛竅閉，神昏痰湧。其中，發病急，進展快，肢體拘急搐動，是為風；面紅、目赤、舌紅、脈數、便閉，是為火；除此外，病人多喉中痰聲瀝瀝，口角流涎，舌苔厚膩，脈滑，是為痰。因此筆者遵守風、火、痰之病機，擬「風火煎」治之，本方取羚羊鈎藤湯、犀角地黃湯、三化湯合方而成，配以安宮牛黃九、至寶丹、鮮竹瀝水。方中羚羊角平肝熄風、清熱解毒；犀角清營涼血、清心開竅，能清上衝之熱血；生地涼血清心；丹皮涼血活血；全蠍熄風止痙；牛膝引熱下行；三化湯降氣通腑；菖蒲、郁金化痰開竅。諸藥配伍，正合病機，能使奔迫於上之風火痰邪得以下降，以挽其急危。

㈣氣虛血瘀

1.桂附補陽還五湯 ❽

【藥物組成】黃芪80克，當歸、紅花、地龍、川芎、桃仁各12克，赤芍、桂枝、附子各9克。

【功效】益氣活血，通經活絡。

【適應病症】腦血管病。

---

❽ 李朝暉等，〈補陽還五湯加桂、附治療腦血管病32例觀察〉，《貴陽中醫學院學報》，1992，(1)：32。

【用藥方法】每日1劑，水煎，分早晚服。

【臨床療效】用本方治療腦血管病32例，基本痊癒12例，顯著進步17例，進步2例，無效1例，總有效率96.9%。

【經驗體會】腦血管病所引起的各種腦功能障礙，屬於中醫中風——中經絡的範疇。筆者根據偏癱的基本病機——絡脈瘀阻，結合現代藥理研究，選用固定方——補陽還五湯加桂枝、附子治療本病。補陽還五湯對腦血管引起的各種腦功能障礙的治療有肯定療效。實驗研究表明其具有抑制凝血酶凝固纖維蛋白原的作用。桂枝能通心陽，溫經絡，調氣血，擴張血管，促進血液循環，解痙鎮痛；附子溫腎助陽，溫通經絡，上助心陽以通脈，益命門火而暖脾土，二藥性走不守，能引諸藥直達病所，加強了補陽還五湯通經活絡作用。

2.益氣活血化痰方 ❾

【藥物組成】生黃芪30克，黨參30克，丹參30克，川芎10克，赤芍30克，桃仁10克，當歸10克，地龍10克，水蛭粉6克（沖服），葛根30克，石菖蒲10克，膽南星10克，茯苓15克。

【功效】益氣，活血，化痰。

【適應病症】中風病。

【用藥方法】每日1劑，水煎早晚分服，服用1個月為1療程。

【臨床療效】治療中風38例，結果患者臨床症狀改善的同時，血液流變學各項指標亦有明顯改善。總有效率100%。

【經驗體會】益氣活血化痰治則是以「氣為血帥」、「氣行則津行痰消」作為理論基礎，並據氣虛能產生血瘀、濁的病理而制定的。益氣、活血、化痰三類藥物互相伍用，既增強了活血、化痰的作用，又彌補了單用活血、化痰或單用益氣藥的不足。方中黨參、黃芪峻補元氣；川芎、

---

❾ 張林，〈益氣活血化痰方對中風患者血液流變學的影響〉，《山東中醫雜誌》，1993，(3)：17～18。

赤芍、桃仁活血化瘀，有改善紅細胞的變形性和聚集性、降低血小板粘附率和全血粘度及改善微循環的作用；丹參可改善紅血球表面電荷，降低紅血球間的聚集力；水蛭善入血分，破瘀血而不傷新血，有抗凝溶栓作用；葛根能擴張血管，增加腦血流量，並有引諸藥上行的功效；茯苓、石菖蒲、膽南星化痰利濕，可改善微循環中瘀血、粘血狀態，進而改善微循環。本方益氣、活血、化痰三者並用，使中風患者血液的高粘滯狀態有顯著改善。

3.健脾益氣湯 ❿

【藥物組成】炙黃芪60～100克，黨參30克，白朮10克，升麻3克，柴胡3克，當歸15克，炙甘草6克，黃精30克。

【加減變化】頭昏頭痛加夏枯草、茺蔚子、丹參；肢體疼痛者加長壽草、玄胡；頸項不舒者加葛根、鈎藤；顏面燥熱者加益母草、生龍骨、生牡蠣；食慾不振者加神曲、炒穀、麥芽；大便秘結者加大黃、生地、枳實、草決明。

【功效】健脾升清，益氣補血。

【適應病症】中風證。

【用藥方法】每日1劑，煎服，30天為1療程。

【臨床療效】治療腦中風136例，痊癒83例，好轉35例，有效12例，無效5例，死亡1例，總有效率95.59%。

【經驗體會】中風，在病因上有「內風」、「外風」之爭；在病變部位上有中絡、中經、中腑、中臟之辨；在性質上有真中、類中之別。河間主「火」，東垣主「氣」，丹溪主「痰」。清‧王清任認為中風半身不遂，偏身麻木，是由氣虛血瘀所致，「元氣既虛，……必不能達於血管，血管無氣，必留滯而瘀」，此與東垣認為是由於「本氣衰虛」的觀點相一致。

---

❿ 李道本等，〈健脾益氣法治療腦中風136例〉，《北京中醫雜誌》，1993，(4)：30
　　～31。

唐容川在《血證論》中亦指出:「氣結則血瘀,氣虛則血脫,氣通則血走。」可見氣虛血必滯,血滯必成瘀。所以治氣虛必補氣,治血瘀亦需治氣。由此,筆者認為腦中風患者肢體偏癱,麻木不仁,甚或萎廢不用,主要是脾氣大虛致元氣不足,肢體無所主而發病。氣虛血滯,滯久成瘀,活血化瘀固然必要,但畢竟是治標之法,且有伐生氣,補氣實為治療本病的關鍵所在。脾胃為後天之本,氣血生化之源,先天之氣不能再生,而後天之氣可以峻補,因此,本方重用黃芪、黨參、白朮、炙甘草,意在峻補脾胃,使脾胃健,後天之氣充,振本求源,肢體有所主;黃芪配當歸,補氣生血,氣行血走瘀消,使氣血得以周流,患肢能較快地得到灌注,從而在臨床上收效甚為滿意。

4. 補氣活血湯 ⓫

【藥物組成】黃芪、丹參、當歸、赤芍、桃仁、水蛭、紅花、川芎、地龍、殭蠶、石菖蒲、三七、麻仁、鈎藤、豬薟草。

【加減變化】可臨床隨症加減生地、天冬、麥冬、山萸肉、黃柏、黃芩、天麻、膽星、天竺黃、瓜蔞、竹瀝、太子參、黃精、代赭石、懷牛膝、桑枝、威靈仙、郁金、大黃、枳實、元明粉等藥物。

【功效】益氣化瘀。

【適應病症】廣泛應用於中風病的急性期、恢復期和後遺症期。

【用藥方法】水煎300ml,早晚溫服,日1劑。昏蒙者可鼻飼。

【臨床療效】300例患者在入院時評分均在10分以下,接受本方治療28天以內積分增加11分以上者95例,為基本痊癒,占5.6%;積分增加8～10分者117例,為顯效,占39%;積分增加5～7分者66例,為有效,占22%;積分增加4分以下者22例,為無效,占7%。總有效率93%。

【經驗體會】本病或始於氣虛、氣陰兩虛,或「陰虧於前而陽損於

⓫　李濟春,〈益氣化瘀法治療中風偏癱300例臨床觀察〉,《中醫藥研究》, 1993, (5): 16。

後」，終則氣虛而血瘀，故在臨床上，無論出血性中風偏癱，還是缺血性中風偏癱，均應針對氣虛血瘀這一主要矛盾，以益氣化瘀為主要治療原則。不必一味追求明確區分二者，分別治之。此外，還需根據不同病因、不同見證、不同階段，分別配合不同治法。如中風偏癱早期，以邪實為主，可予益氣活血之法，酌加通腑、瀉熱之品；恢復期，陰虛症狀明顯的氣陰兩虛證，酌加滋陰通絡之品；至於痰瘀相兼者，或因氣虛、津液不化，凝聚為痰，痰阻血瘀；或因瘀血內阻，津液不行，聚濕生痰，治療上均應著眼於氣虛，益氣大法首當其衝，酌加活血滌痰通絡之品，使正氣充盛，痰瘀自消。如在中風早期，肝陽暴張，痰熱內閉，其證屬實，可宗「急則治標」之旨，急以開閉祛邪，緩用益氣化瘀之法。但此時應嚴密觀察病情發展，注意邪正盛衰變化，待邪去七八之際，或一旦出現脫證之徵象，應及時佐以益氣之品，扶正祛邪。

　　補氣活血湯，是仿王清任「補陽還五湯」化裁而成。本方以黃芪用量獨重，大補元氣，以為主藥。筆者認為，黃芪的用量，一般應在80～120克以上，只有量大才能起到峻補元氣，推氣化瘀的效用。對於兼有虛性高血壓者，大量使用黃芪，血壓每每下降。黃芪的擴張血管作用是在120克左右時最明顯，通過對血管的擴張，血壓得以下降，微循環得以改善，對於癱瘓末梢神經功能的恢復和側枝循環的建立有著促進作用。值得注意的是，在一些血壓偏高患者的治療過程中，黃芪的用量不應太大，一般在30～60克則可。另外，有的患者在大劑量使用黃芪後，出現暫時的肢體癱軟無力，不必過慮，此為擴張血管而造成。黃芪性微溫，在補氣活血湯中佐以苦寒通絡的豨薟草和苦寒熄風的鉤藤，其藥性已趨平和，不必過慮其溫燥。

5. 八味順氣散 ⓬

【藥物組成】黨參、白朮、茯苓、青皮、陳皮、烏藥、白芷、甘草。

【加減變化】痰火偏盛者合黃連溫膽湯加減；肝陽偏亢，血壓尚高者合天麻鉤藤飲化裁；氣虛痰結血瘀者同補陽還五湯並用，兼腑實便秘者加三化湯，兼陽虛肢冷者加當歸四逆湯；若脾虛氣陷而血壓低者加補中益氣湯；病程日久或肝腎虧虛者分別加蟲類搜剔和補益肝腎之品。

【功效】補氣健脾，順氣消痰。

【適應病症】中風偏癱。

【用藥方法】日服1劑，水煎服。

【臨床療效】用本方治療中風偏癱203例，基本痊癒124例，占61.08%；顯效43例，占21.18%；有效31例，占15.27%；無效5例，占2.46%。總有效率97.53%。

【經驗體會】八味順氣散出自元代危亦林《世醫得效方》，原為治療氣厥身冷，痰壅神昏、牙關緊閉，狀似中風者。朱丹溪、戴思恭等醫家拓寬其用以治中風，並強調說：「治風之法，初得之即當順氣，日久即當活血，此萬古不移之理。」中風一病，多本虛而標實，虛者肝腎陰虛與氣虛，實者痰火、瘀血、風陽及氣機逆亂。後遺半身不遂，多因氣虛不能通貫全身，痰濁瘀血阻滯經絡所致，故化瘀袪痰通絡法乃治療之常法，筆者根據氣行則血行，氣順則痰消之理，借鑑前人之經驗，在治療中風偏癱時特別注重行氣藥的應用，將八味順氣散加於辨證遣方的方藥中，收到較好療效，方中青皮、陳皮理氣健脾燥濕，與四君子湯相合使脾運順健，痰無處生；烏藥宣氣疏散凝滯；白芷疏風行氣，共起補氣健脾、順氣消痰的作用。筆者認為，在中風偏癱的治療中，順氣消痰，行氣活血法應予重視，且以在恢復期及早使用為佳。

⓬ 潘化遠等，〈八味順氣散治療中風偏癱203例〉，《山東中醫雜誌》，1994，(3)：109。

6. 氣陰雙補湯 ⓭

【藥物組成】黃芪15～30克，雞血藤15克，丹參15克，黃精10克，玄參10克，地龍10克，地鱉蟲10克，路路通10克，海藻6克，伸筋草6克。

【加減變化】血壓偏高加生赭石（打碎先煎）30克，鈎藤（後下）10克，牛膝10克；便秘加生軍（後下）6克，麻仁10克；痰濁阻滯加天竺黃6克，陳膽星6克，竹瀝水10ml（和服）；呃逆合橘皮竹茹湯。

【功效】益氣養陰，活血化瘀通絡。

【適應病症】中風偏癱。

【用藥方法】每日1劑，兩汁早晚分服，15天為1療程，一般1～3個療程。

【臨床療效】治療43例，其中痊癒（肢體功能恢復，其他症狀基本消失，能參加工作或生活自理）18例；顯效（上肢或下肢功能恢復不完全，生活能自理）16例；有效（癱瘓肢體較以前好轉，扶拐能行走，部分生活能自理）7例；無效（治療前後功能無改善）2例。總有效率95.3%。

【經驗體會】中風病機多變，在整個過程中，陰虧、陽亢、痰濁、腑實常可同時並見。然而後遺症偏癱則陰虧較為顯著，其臨床表現為口乾（不多飲），大便燥結不通，舌中裂紋。據「燥者濡之」，擬益氣養陰，活血化瘀通絡治之，方中黃精、玄參、海藻集甘寒養陰、鹹寒增液於一體，滋陰制亢，平衡陰陽；生軍、麻仁增液潤腸，通便降逆；更合生赭石、牛膝、鈎藤是建瓴湯意。由於補陽還五湯具有補氣活血、化瘀通絡之效，驗之臨床尚有不足之處，故在此基礎上加入養陰之品，究其因有三：老年人陰常不足此其一也；本病機陰虛陽亢此其二；急救中或用脫水劑（甘露醇）過量應用致陰液耗損是其三。治療中務必謹守病機，各司其屬。及時治則生，失時治則危；胃氣強則生，胃氣衰則亡。同時護理與鍛鍊也占有重要的作用。

⓭　仇璧庭，〈氣陰雙補湯為主治療中風偏癱43例〉，《江蘇中醫》，1996，(2)：10。

㈤瘀血內阻

1.五蟲四藤湯 ⓮

【藥物組成】蜈蚣3條，地龍、忍冬藤各15克，烏梢蛇、地鱉蟲各9克，全蠍6克，雞血藤25克，絡石藤20克，黃芪90克，丹參30克。

【加減變化】如神志不清加菖蒲、遠志；偏頭痛加茺蔚子；血壓偏高加珍珠母、磁石、牛膝；肢體麻木加薑黃、桂枝；語言不利加菖蒲、生蒲黃；痰盛加天竺黃、南星；大便乾燥加枳實、酒大黃；小便不利加車前子、旱蓮草；肝火盛加龍膽草、梔子；失眠加女貞子、朱砂；腿軟無力加桑寄生、狗脊。

【功效】活血化瘀，通達脈絡。

【適應病症】腦血管病所致偏癱。

【用藥方法】水煎服，每日1劑。

【臨床療效】用本方加減治療中風偏癱45例。其中基本治癒23例，顯效12例，好轉7例，無效3例，總有效率93.4%。

【經驗體會】腦血管病所致偏癱，論其病機無論風、火、氣、痰阻於脈絡均可造成血瘀，瘀血是致病的主因。因此活血化瘀，通達脈絡，為治療大法，本方重用蟲類之品，蟲類藥多偏鹹辛，辛能入絡，鹹能軟堅，不僅走竄最速，並能深入隱隙，細剔絡邪，凡氣血凝聚之處皆能開之。方中5味蟲藥協同，力專效著，直達病所，為他藥所不及。又藤類藥物善能通經活絡，對肢體功能的恢復配同蟲蟻之品療效顯著。黃芪為補氣諸藥之最，且補中有行，能協同蟲、藤諸藥，促使或加強活血化瘀通絡作用的發揮，儘快使血栓疏散，血脈流通無阻，偏癱自能痊癒。

⓮　正德文，〈五蟲四藤湯治療偏癱45例〉，《浙江中醫雜誌》，1986，(5)：208。

2.歸龍湯 ⑮

【藥物組成】三七粉、地龍、當歸、水蛭、丹參、黃芪、桃仁、川芎、穿山甲、雞血藤等。

【加減變化】口眼歪斜加全蠍、殭蠶、白附子；失語或語言不清加遠志、菖蒲；痰涎壅盛加陳膽星、半夏、竹茹；肝陽上亢、肝火旺盛加黃芩、石決明、羚羊角粉；肝陰不足加生地、枸杞子、女貞子。

【功效】活血化瘀。

【適應病症】中風恢復期。

【用藥方法】水煎服，日1劑。

【臨床療效】治療122例，其中顯效（語言較流利，上下肢肌力達到4級以上，能下床活動，生活基本自理）25例；有效（語言與肢體運動功能較前有改善，肌力較治療前上升2級）81例；無效（症狀變化不明顯或無變化）16例。總有效率86.9%。

【經驗體會】臨床觀察可見，不論出血性中風或缺血性中風，都有瘀血存在，表現為偏癱、語言障礙、頭痛而有定處、舌黯紫等。中醫認為「瘀血不去，新血不生」，事實上血腫不吸收，病灶不消除，患者思維、語言能力及肢體活動功能難以恢復。歸龍湯以活血化瘀為主，方中三七有雙向調節作用，具有止血而不留瘀血、化瘀而不傷新血的特點，不論腦梗塞還是腦溢血皆可用之；丹參、桃仁活血化瘀；川芎為「血中之氣藥」，兼活血和行氣雙重功能；黃芪大補元氣，氣與血相輔相成，瘀血多與正氣虛衰、帥血無力、血行不暢有關，因此，活血必先補氣；地龍、雞血藤通絡活血。諸藥相伍，可使患者氣旺、血行、瘀去、絡通、病癒。

---

⑮ 張禾等，〈歸龍湯治療恢復期中風122例〉，《遼寧中醫雜誌》，1996，(10)：455。

3. 復癱湯 ⑯

【藥物組成】鬼箭羽10克，丹參15克，秦艽10克，澤蘭15克，澤瀉10克，甲珠5克。

【加減變化】痰瘀阻絡型加竹茹、半夏、茯苓、枳實各10克，陳皮6克，甘草3克；痰熱明顯者加山梔6克，竹瀝10ml；氣血虧虛加熟地、當歸、白芍各10克，川芎6克；氣虛明顯者加太子參20克，黃芪15克；肝腎陰虛加生地、山茱萸、山藥、茯苓、丹參各10克；陰虛火旺者加知母、黃柏各10克。

【功效】祛瘀通絡，利水消腫。

【適應病症】中風後肢體偏癱。

【用藥方法】上藥水煎2次，頭次以水500ml，文武火煎30分鐘，取汁150ml，2次以水300ml，煎30分鐘，取汁150ml，2次混合，分2次口服。每日1劑，1個月為1療程。

【臨床療效】治療116例，其中顯效（症狀及體徵消失，基本能獨立生活）55例；有效（症狀及體徵好轉，能扶杖行動，或基本生活能自理）53例；無效（症狀及體徵無變化）6例；加重（症狀和體徵加重）2例。總有效率93.1%。

【經驗體會】中風是由於氣血逆亂，導致腦脈閉阻或血溢於腦所致。在機體，肝腎虧虛或氣血不足為其本；風火相煽，痰濕壅滯，氣血瘀阻為其標。而偏癱不論其始因如何，最後均可導致肢體局部的氣血瘀阻，血行不暢，水濕為之停留，瘀血與水濕互為因果，使肢體偏廢不用。復癱湯旨在恢復偏癱肢體的功用，方中鬼箭羽祛瘀通絡，善散經絡中瘀血，用為君藥；丹參養血活血，助君藥而祛瘀；秦艽祛風通絡而不燥，與丹參相伍，即「治風先治血，血行風自滅」之意，共為臣藥；澤蘭活血祛

---

⑯ 賀新民，〈復癱湯治療中風偏癱116例臨床觀察〉，《湖南中醫雜誌》，1997，(3)：11。

瘀，又可行水消腫，《本經》謂能治「骨節間水」；澤瀉瀉腎火，利水濕，二藥配合，使瘀去水除；更用甲珠走竄之性，通經絡而直達病所，共為佐使。諸藥合用，共奏祛瘀通絡，利水消腫之功，正適合中風偏癱之證。臨床觀察到復癱湯祛瘀通絡力強而性平和，且能利水消種，對偏癱而患肢腫脹者尤為適合，而對偏癱日久亦有較好的療效。臨證時以本方靈活化裁，使整體與局部、標與本兼顧，扶正與祛邪兼施，則更能收到良好的效果。

㈥肝腎陰虛

1. 滋補肝腎方 ⓱

【藥物組成】生地、大黃（後下）、女貞子、山萸肉、牛膝、川芎、紅花、當歸、地龍各10克，山楂15克，桑寄生、雞血藤各20克。

【加減變化】陰虛津虧，舌紅少苔或無苔或舌暗紅，苔黃乾燥少津及無津加石斛15克，麥冬、葛根各10克；痰濁阻竅，神識不清，舌強言謇，或失語加鮮竹瀝60ml，菖蒲10克，遠志6克；眩暈血壓高加鈎藤30克，杭菊、黃芩各10克；身體腫脹，肢軟無力，舌暗體胖加黃芪15～30克，茯苓15克；肢體活動屈伸欠靈活加路路通、絲瓜絡各10克，或豨薟草20克；出血性中風加三七粉3克沖服。

【功效】滋補肝腎，活血通絡。

【適應病症】中風恢復期。

【用藥方法】日1劑，水煎服，一般用3～4週。

【臨床療效】治療恢復期中風161例，顯效81例，有效72例，無效8例，總有效率95.3%。

【經驗體會】中風的主要病機是在陰虛陽亢的基礎上再遇情志過激，

⓱ 楊秀清，〈中藥治療恢復期中風161例療效分析〉，《陝西中醫》，1992，(8)：382～393。

或過勞或飲酒飽食，或氣候過冷過熱等誘因的刺激，致使肝陽上亢，肝風內動，心火暴盛，風火相煽，氣機逆亂，氣血痰濁併走於上，瘀血痰濁阻滯腦絡而形成缺血性中風，如肝陽上亢，氣血痰濁上逆，絡破血溢而成為出血性中風，又加之在中風早期採用清熱開竅化痰，通腑降逆的苦燥寒涼之味及利尿脫水等治療措施而使陰液更為耗傷，導致肝腎陰液虧耗，髓海不足，腦府失充，以致元神之府不能內統五臟六腑、外領四肢百骸。據此在恢復期表現為本虛標實，本虛即肝腎陰精虧耗，標實則為瘀血痰濁阻滯腦絡，語言失利，肢體偏癱，因此必須抓住這一病機關鍵，運用滋補肝腎、活血通絡法進行治療。方中生地、山茱萸肉、女貞子、桑寄生滋補肝腎，益髓充腦；雞血藤、當歸養血補血，通經活絡，與桑寄生同用使通經活絡之力相得益彰；川芎、當歸、紅花、地龍、牛膝活血通絡，川芎又善行頭目，牛膝引藥引血下行，共奏經絡通、癱瘓起之效。另據陰津虧耗，舌紅少苔或無苔或黃燥苔加用石斛、麥冬、葛根與生地、女貞子伍用，養陰生津，石斛、葛根又具有療偏癱、改善循環的作用；生地、麥冬、當歸相伍又可達潤燥通便之效，再得大黃、牛膝以使便通濁下；痰濁阻竅、舌強言謇或不能言語加鮮竹瀝、菖蒲、遠志以化痰開竅；頭暈面紅、血壓高加鈎藤、杭菊、黃芩以平肝清熱降壓；兼有氣虛身體腫脹加黃芪、茯苓並與川芎、紅花、雞血藤、地龍伍用，達到益氣活血通絡之用；偏癱肢體關節屈伸活動不靈活加絲瓜絡、路路通以通經活絡；出血性中風加三七粉以活血止血。全方共使肝腎得充，陰液得復，痰瘀得散，從而達到腦神復聰、癱瘓肢體復原之目的。

2. 補肝腎方 ⑱

【藥物組成】懷牛膝12克，生龍骨、生牡蠣各30克，生白芍12克，大生地30克，山萸肉9克，代赭石30克，天冬9克，川石斛15克，生麥芽12克。

---

⑱ 楊建生，〈補肝腎方治療陰虛型中風31例〉，《上海中醫藥雜誌》，1998, (1): 19。

【加減變化】挾痰熱加膽星6克，石菖蒲9克，黃芩12克；挾血瘀加地鱉蟲12克，川芎、當歸各9克；肝陽亢盛加明天麻、鉤藤各12克，石決明20克，羚羊角粉0.6克；氣虛明顯加黃芪15克，當歸9克，地龍12克。

【功效】滋補肝腎、熄風鎮肝通絡。

【適應病症】陰虛型中風。

【用藥方法】上方煎服，每日1劑，分2次溫服。14天為1療程。

【臨床療效】按國家中醫藥管理局發佈的《中醫病證診斷療效標準》的中風病的療效評定標準。治療31例，結果治癒15例，好轉12例，未癒4例，總有效率87.1%。

【經驗體會】陰虛型中風患者的根本為肝腎陰精虧損，而補肝腎方乃針對肝腎陰虛之本虛而施治。基本方中生白芍、天冬、大生地、川石斛滋陰柔肝熄風；牛膝引血下行，滋補肝腎；生龍牡、代赭石滋補肝腎，鎮肝熄風；山萸肉重補肝腎之陰；生麥芽調和諸藥且防礙胃。全方共奏滋補肝腎、熄風鎮肝通絡之功。

二、統治驗方

1. 偏癱Ⅰ號 [19]

【藥物組成】黃芪、丹參、川芎、紅花、桑寄生、葛根、海藻各30克，當歸18克。

【功效】活血通絡，滋補肝腎，強壯筋骨。

【適應病症】中風。症見面癱，左或右側上、下肢偏癱，或伴見語言謇澀，意識障礙等。舌苔呈黃白膩苔以及黃黑苔，瘀紫舌，紅絳舌，花剝舌等；脈象有痰熱者見弦滑或弦而有力，陽虛者弦細，氣虛陽微者緩弱，甚則結代。

---

[19] 劉景蘭，〈偏癱Ⅰ號治療腦血管病124例療效觀察〉，《浙江中醫雜誌》，1981, (2)：68。

【用藥方法】上藥水煎過濾，每劑濃縮至100ml，高壓消毒，裝瓶備用。每次50ml，日2次，開水沖服。

【臨床療效】治療腦血管病124例，其中基本治癒57例，占46%；顯效33例，占26.6%；好轉22例，占17.7%；無效12例，占9.7%。總有效率90.3%。

【藥理研究】本方藥具有擴張血管，改善周圍血循環，改變細胞營養與能量代謝，促使下肢血流量增加，降低血脂和血壓，直接或間接通暢血脈的作用，因而對腦出血後遺症的偏癱、多發性神經炎有改善症狀，促進肢體功能恢復的效果。

【經驗體會】偏癱Ⅰ號是吸取清代王清任補陽還五湯補氣活血、化瘀通絡的寶貴經驗，以及繼承劉河間當歸補血湯的運用，重用黃芪補氣，以資生化之源，當歸補血和血，二藥相互協調，治病求本。同時根據中西醫結合對活血化瘀藥物的研究，配伍諸藥，以擴張血管，改善微循環。方中所用海藻一味，對腦血管意外後遺症，屬於氣虛而兼痰瘀阻絡的類型，療效較為理想。若腦溢血後遺症、腦血栓形成、腦栓塞、腦供血不全等病症，凡辨證屬於正氣不足，氣滯血瘀者效果可靠。若血壓偏高，形體壯實，痰熱壅盛者則基本無效。病程超過2個月以上效亦不顯。

2.活血化痰湯 ⓴

【藥物組成】丹參、山楂各30克，當歸、遠志、橘紅各10克，菖蒲15克，三七（沖）6克，甘草3克。

【加減變化】腦梗塞者，加葛根15克，土鱉蟲、水蛭各6克；腦出血者，加阿膠（烊）10克，白茅根、仙鶴草、生龍骨、生牡蠣各30克；神昏由風痰閉竅者，加羚羊角1克，天竺黃、膽星各10克，安宮牛黃丸1粒；氣虛神清，面色萎黃，少氣懶言，口角流涎，偏癱肢腫脹，納差便清，二便失禁，加黃芪30克，人參10克；陰虛血燥，心煩不寐，皮膚乾燥，

⓴ 徐光華等，〈活血化痰湯治療中風68例〉，《陝西中醫》，1994，(3)：109。

口乾便結，舌紅少苔，脈細數者，加白芍15克，西洋參、首烏、麥冬各10克；大便乾結，數日不行，加大黃、芒硝各10克；小便不暢，加豬苓10克，滑石30克。

【功效】化痰開竅，活血化瘀。

【適應病症】中風病。

【用藥方法】水煎，濾汁，每服100ml，早晚服。

【臨床療效】用本方治療中風68例，治癒35例，顯效20例，有效7例，無變化、惡化、死亡共6例，總有效率91.18%。

【經驗體會】筆者認為本病血瘀痰阻，塞溢脈絡，致使腦海缺血缺氧，肢體失控，出現卒然昏倒，口眼歪斜，半身不遂，不省人事之「風證」。血虛固可生風，血瘀血溢亦可生風，痰瘀阻絡更能產生風證。活血化痰湯方中丹參、當歸、三七活血祛瘀；遠志、菖蒲化痰開竅；山楂消滯祛瘀，開胃健脾，可激發脾胃功能的恢復；甘草調和諸藥。諸藥具有化痰開竅，活血祛瘀之功。

3. 保生丸 ㉑

① Ⅰ號方

【藥物組成】玳瑁6克，羚羊角2克，鈎藤6克，水牛角3克，白芍10克，地龍10克，元參6克，石決明6克，夏枯草10克，牛膝10克，全蠍3克。

【功效】平肝，降火，鎮逆。

【適應病症】中風病早期心火焚木，肝陽上亢型。

【用藥方法】煉蜜為丸，每丸6克。每服1丸，日2次，白開水送服，3個月為1療程。

② Ⅱ號方

【藥物組成】杏仁3克，阿膠6克，雲母石3克，蘆根10克，丹參10克，

㉑ 孫慶傳等，〈保生丸防治早期中風病213例療效觀察〉，《北京中醫》，1994，(3)：30～31。

桃仁6克，水蛭6克，蝮蛇3克，沙參3克，白朮10克，元參10克。

【功效】祛濕化痰，調理氣血。

【適應病症】中風病早期脾濕生痰，痰火動風型。

【用藥方法】煉蜜為丸，每丸6克。每服1丸，日2次，白開水送服，3個月為1療程。

③III號方

【藥物組成】人參3克，杜仲6克，黃芪12克，官桂3克，枸杞10克，防己6克，當歸10克，天麻3克，菊花6克，羌活6克，秦艽6克，蒼朮6克。

【功效】調理氣血，祛風通絡。

【適應病症】中風病早期氣血雙虧，經絡阻滯型。

【用藥方法】煉蜜為丸，每丸6克。每次1丸，日2次，白開水送服，3個月為1療程。

【臨床療效】孫氏用上三方治療早期中風病213例，基本治癒136例，占63.8%；顯效48例，占22.6%；有效25例，占11.7%；無效4例，占1.9%。總有效率98.1%。

【經驗體會】中風病早期用小續命湯、癒風湯化裁治療雖對外風有效，但對內發療效似欠佳。筆者認為早期中風症是一個複雜的病理過程，心火焚木，脾濕生痰，氣血雙虧逆亂，阻滯經絡，上蒙清竅眩暈，橫逆四肢軟弱無力，影響正常循環，孫氏以保生丸為基礎方加減治療。方中天麻、鈎藤、羚羊角、玳瑁、水牛角、白芍平肝降火；杏仁、阿膠、雲母石、丹參、桃仁、蝮蛇、蘆根燥濕祛痰，熄風通脈；人參、黃芪、枸杞、杜仲、羌活、秦艽、當歸、菊花補養氣血，祛風活絡。全方共奏祛濕化痰，降火鎮逆，調理氣血之功，使營衛得和，週身血脈得通，皮肉筋骨得養。

4. 健腦再造丸 ㉒

【藥物組成】麝香、牛黃、殭蠶、水蛭、血竭、丹參、川芎。

【功效】化瘀滌痰，醒腦通竅。

【適應病症】缺血性、出血性中風急性期、恢復期。症見半身不遂，肢體麻木，失語或言謇，口舌歪斜，或兼體胖眩暈，頭痛頭脹，胸悶不暢，神志呆鈍，健忘，睡眠顛倒或嗜睡，舌質暗淡，苔薄白或膩，脈弦滑。

【用藥方法】將上藥適量研末蜜調為丸，每丸重6克，日服2次，每次2丸，溫黃酒或溫開水送服。10天為1療程，一般不超過3個療程。

【臨床療效】治療中風病100例，其中基本痊癒32例，顯效33例，有效28例，無效4例，惡化3例，總有效率93%。

【經驗體會】經臨床觀察，筆者認為本病病機急性期以標實為主，後遺症期以本虛為重。急性期以風火夾痰上犯腦竅、橫竄經絡、痰血瘀阻為主要病機，無論中經絡或中臟腑皆可形成腦絡瘀血，瘀血阻竅阻絡是中風的關鍵所在，治宜活血化瘀、開通腦竅。健腦再造丸方中麝香辛散溫通，芳香走竄，通行十二經，故能開竅醒神，行經通絡，引諸藥直達病所；牛黃苦涼，歸心肝二經，既有涼肝熄風定驚之效，又有清心開竅豁痰之功，為治中風痰阻腦竅之要藥；殭蠶祛風解痙化痰，善治中風口眼歪斜；水蛭為血肉有情之品，善入血分，破瘀血而不傷新血，且可通經利水道，現代藥理研究證明，水蛭具有溶血、興奮血管、擴張毛細血管、降血壓、鎮靜、抗驚厥等作用；血竭專入血分，功專活血散瘀，藥理研究證實具有抑制血小板聚集的作用；丹參、川芎活血行氣通經絡，為治氣血瘀阻之常用藥，藥理研究證實均有明顯的抑制血栓形成的作用。諸藥相伍，共奏化瘀滌痰、醒腦通竅之功。

㉒ 李涉榮等，〈健腦再造丸治療中風病100例〉，《山東中醫雜誌》，1994, (7): 301。

5.滌痰湯 ㉓

【藥物組成】法夏15克，橘紅15克，竹茹12克，枳實12克，製膽南星15克，石菖蒲10克，茯苓12克，生薑3片，大棗3枚，甘草5克。

【加減變化】伴肝風者，加鉤藤、石決明；伴瘀血者，加桃仁、川芎、丹參；伴熱象甚者，加龍膽草、山梔；腑氣不通者，加生大黃、芒硝；伴嘔血者，加白芨粉；伴口乾、口苦、口臭者，加黃連、黃芩。

【功效】化痰除濕，醒神開竅，熄風定驚。

【適應病症】中風急性期痰瘀內阻者。

【臨床療效】治療68例，其中顯效（中風症狀大部分消失，肌力提高3級以上，舌苔恢復正常，生活可自理）36例，占52.9%；有效（中風症狀部分消失，生活可部分自理）28例，占41.2%；無效（症狀體徵無改善）4例，占5.9%。總有效率94.1%。治療天數最長者為30天，最短者為5天，平均天數為12天。如見昏迷不醒者，可鼻飼喂藥。

【經驗體會】中醫認為本病主要由於平素嗜酒肥甘，飢飽失宜或形盛氣弱，中氣虧虛，脾失健運，聚濕生痰，痰淤化熱，或肝陽素旺，橫逆犯脾，脾運失司，內生痰濁，或肝火內熾煉液成痰，加之年老體衰，肝腎陰虛，肝陽化風，五志化火以致肝風挾雜痰火，橫竄經絡，蒙蔽清竅而突然昏仆，歪僻不遂。在臨床中，通過化痰治療中風急性期可獲滿意療效，只要症見偏癱，麻木，口眼歪斜，胸悶，噁心，便乾或便秘，或頭暈，或痰多，舌謇，舌苔黃或黃膩，脈弦滑，則用滌痰湯治療。方中法夏、膽南星、竹茹、橘紅、茯苓除痰理氣；石菖蒲開竅豁痰；枳實降氣和中，氣降則痰降；生薑、大棗、甘草調和諸藥。全方起到化痰除濕，醒神開竅，熄風定驚的作用，除去停滯於經絡、臟腑間的痰濕，改善急性期的症狀。

現代藥理研究也表明，半夏有鎮吐、抑制腺體分泌的功效，既治療

㉓ 劉淑琦，〈滌痰湯治療中風急性期68例〉，《湖南中醫藥導報》，1997，(6)：90。

急性期間噁心嘔吐，口角流涎，又能預防應激性潰瘍；石菖蒲則通過開竅透達腦絡而降壓，防止血壓上升，病情惡化；製膽星清熱化痰，熄風定驚，可抗驚厥、止抽搐、止痛；橘紅健脾化痰，理氣止嘔，有利於胃腸積氣的排出，痰液稀釋，增進食慾；茯苓淡滲利水，寧心安神；枳實下氣利水，氣行則水行，二味合用起到利尿、強心作用，治療急性期的腦水腫，預防尿路感染，心律失常，心肌梗塞；竹茹、甘草、生薑肅肺化痰、降濁而醒腦，既防止肺炎發生，又可降低顱內壓，促使病情康復。故本方既可治療中風急性期諸症，又可預防各種併發症的出現。

6.丁瀉飲 ❷

【藥物組成】丁香3克，番瀉葉10克。

【功效】瀉熱，降胃氣，止呃逆。

【適應病症】中風後呃逆。

【用藥方法】上藥入杯中，加沸水約200ml。浸泡30分鐘後溫服，每劑泡2次，每日1劑。

【臨床療效】治療39例，其中治癒（服藥2劑呃逆症狀消失）29例，好轉（服藥2劑呃逆次數明顯減少）7例，無效（服藥2劑呃逆未見減少）3例。

【經驗體會】中風後呃逆多發生在中風的急性期，以中風後10日內發生的較多。究其原因，多因肝陽暴亢或陰虛陽亢，熱邪下移胃腸，腑氣不通，胃氣不降，上逆動膈而發。且呃逆的頻作，往往影響患者的正常休息，甚者可見嘔吐不能進食，對出血性中風有加重病情的危險，故治療呃逆為當務之急。根據中風病人早期的病理機制多標實的特點，選用番瀉葉能「瀉熱，利腸腑，通大便」；丁香能「止氣逆」。二者合用，能瀉熱降胃氣而止呃逆。二藥沸水浸泡均易於浸出其有效藥物成分，方法簡單，藥少而力專，能直達胃腸而達到通腑瀉熱止呃逆之目的，不失為治療中風後呃逆的一種簡而有效的方法。

❷ 袁少先，〈丁瀉飲治療中風後呃逆39例〉，《新中醫》，1998，(1)：46。

第四章　中風後遺症

中風後遺症期一般是指發病後半年到1年的恢復階段後的時期。由於急性期病灶周圍水腫及大腦功能受到廣泛抑制，故急性期表現的症狀，往往比單純病灶造成的腦功能損傷的實際病變更重一些。隨著急性期及恢復期的有效治療，病灶周圍水腫的消退和受到抑制的腦功能的恢復，病情將不斷改善。但即使經過這些過程，仍常常遺留不同的後遺症，如肢體功能障礙、語言障礙、癡呆、關節攣縮、足內翻、足下垂、異常步態、心理障礙、吞咽障礙、假性球麻痺等。後遺症的輕重，主要取決於病灶的大小、年齡、身體素質以及治療情況。一般說來，年齡輕、病灶較小、身體素質較好及治療及時者，後遺症較輕微，反之則重。另外，從發病時的情況看，昏迷較深、昏迷持續時間長、合併其他併發病、軟癱時間長、神志恢復緩慢、腱反射亢進出現時間較晚者，後遺症較重。在此階段，繼續給予積極的治療，仍可使患者病情進一步改善，逐漸恢復獨立生活能力，甚至達到臨床治癒，從而大大降低了本病的致殘率；而且，後遺症期的繼續治療，還可降低腦血管病的復發。因此，本階段的治療有重要意義。

辨證分型

㈠氣虛血瘀

1.通脈起癱湯 ❶

【藥物組成】黃芪30～120克，川芎15～30克，丹參、枸杞各15～30

❶ 吳靖宜，〈自擬通脈起癱湯治療中風後遺症的體會〉，《安徽中醫學院學報》，1983，(2)：31～32。

克，桂枝、赤芍各10克，廣三七（研吞）6克。

【加減變化】脈弦者，黃芪醋炒，炒代赭石、懷牛膝各30克，炒槐花、茜草各18克；形盛者，加焦山楂、茯苓各30克，炙內金15克；脈滑、苔白膩者，加製半夏12克，橘紅、陳皮各10克；苔黃膩者，加天竺黃、黃芩各10克；脈細、舌光紅者，加桑椹子、生龜板各30克，熟地15克，當歸10克。

【功效】益氣養陰通絡。

【適應病症】中風後遺症。

【用藥方法】煎黃芪取汁，再取諸藥。每日1劑，30劑為1療程，1～2個療程後改為每週服1劑。

【臨床療效】用本方治療中風後遺症54例，痊癒23例，顯效15例，有效13例，無效3例，總有效率94.4%。

【經驗體會】本方是由王清任的補陽還五湯化裁而來，在重用黃芪的基礎上，配用丹參、川芎、桂枝、赤芍、枸杞、廣三七，共奏填精益氣、通脈降逆、止血化痰、扶羸起癱之效。

2. 馬海治癱丸 ❷

【藥物組成】製馬錢子30克，海風藤50克，黃芪100克，當歸30克，千年健70克，水蛭30克，川大黃60克。

【功效】補氣活血，祛風除濕，化痰通絡。

【適應病症】中風後遺症肢體萎軟無力者。肢體僵硬、肌張力高者不宜應用。

【用藥方法】每服1丸，日服2～3丸，黃酒或溫開水送服，1日量不得超過3丸。15日為1療程，休息停藥1週後進入下1個療程。

【臨床療效】治療中風後遺症30例，其中基本痊癒5例，顯效4例，好轉15例，無效6例，總有效率80%。

---

❷ 范淑惠等，〈馬海治癱丸治療中風後遺症30例〉，《中醫雜誌》，1985，(5)：33。

【經驗體會】方中黃芪為主藥，為益氣而設，有鼓舞血運之效，意在氣行血行，祛痰通絡；配當歸為當歸補血湯，意在氣血雙補，扶正以通氣塞；大黃作用有三，其一配水蛭活血祛瘀，針對血瘀而設，其二大黃有「滌實痰」作用，針對痰瘀而設，其三可制約全方溫燥之偏，使其溫不過熱，燥不傷陰；馬錢子、千年健、海風藤有祛風除濕通絡，強筋骨之作用，意在通痹以利筋骨。方中馬錢子用量較大，每丸約含製馬錢子0.23克，每日總量約為0.46～0.7克左右，臨床觀察無1例發生中毒反應。

3.八味復原湯 ❸

【藥物組成】生黃芪50～100克，紫丹參、桑寄生、枸杞子、炒地龍各15～30克，土鱉蟲6～9克，茯苓15～20克，全蠍3～6克。

【加減變化】頭痛加天麻、白芍；嘔吐加半夏、竹茹；目眩耳鳴加靈磁石、熟地黃；失語加遠志、石菖蒲；水腫加澤瀉、木防己；失眠加酸棗仁、夜交藤；血壓高加鈎藤、夏枯草；出血加當歸炭、生地炭；便秘加大黃、桑椹子；尿失禁加桑螵蛸、益智仁。

【功效】益氣活血通絡。

【適應病症】中風後遺症。

【用藥方法】水煎服，日1劑。

【臨床療效】81例中風後遺症患者，有效39例，好轉18例，無效24例，總有效率70.4%。

【經驗體會】《東垣十書》曰：「中風者，非外來風邪，乃本氣自病也，凡人年逾四旬，氣衰之際，或因憂喜憤怒傷其氣者，多有此疾。」因而治療以補氣活血為大法，補氣則能增強體質元氣，促進血液循環而使瘀血消散，恢復肢體活動力。中風屬腦出血者，黃芪用量宜從小而逐步增大；用於中風出血者，黃芪宜一半炒炭，一半生用，可起到益氣止血

❸ 張益林，〈八味復原湯治療中風後遺症81例〉，《陝西中醫》，1985，(6)：252～253。

的作用；用於血瘀中風又宜酒炒黃芪；用於中風陰津虧損又宜蜜炙黃芪；如兼便秘又宜桑椹子汁浸黃芪，可益氣潤腸；如中風兼氣滯腹脹又宜鮮蘿蔔汁浸黃芪。中風偏枯用藥宜注意動靜結合，陰陽平衡，只動不靜可加重病情，故方中選用枸杞、茯苓益肝健脾，以靜為守；若只靜不動，不利於偏枯的復活，故方中選用土鼈蟲、地龍活絡舒筋走竄為動。如此動靜結合，方能益氣活血，通經活絡，使偏枯之肢體復活。

4.祛瘀通脈湯 ❹

【藥物組成】黃芪30～50克，桂枝、當歸、地龍、牛膝、雞血藤各15～30克，川芎、丹參、桃仁各10～15克，甘草3克。

【加減變化】語言障礙加郁金、菖蒲；神昏不語，便秘加代赭石、膽南星、大黃；頭痛加石決明；痰盛加半夏、陳皮；氣虛加黨參、白朮；陰虛陽亢者去桂枝，黃芪減量，加石決明、生地、枸杞、菊花；二便失禁加附片、肉桂、黨參；上肢恢復慢加升麻、柴胡、桔梗、葛根。

【功效】益氣、和血、通絡。

【適應病症】中風後遺症。

【用藥方法】水煎服，日1劑。

【臨床療效】126例中風後遺症患者，治癒52例，占41.27%，顯效40例，占31.75%，好轉34例，占26.98%。總有效率100%。

【經驗體會】祛瘀通脈湯由黃芪桂枝五物湯、補陽還五湯互為增損衍化而來。取其益氣、和血、通絡之意，方中黃芪補氣升陽；桂枝溫通經脈；當歸、雞血藤、川芎補血、活血、行氣、通絡；丹參、牛膝、桃仁活血通經散瘀血；地龍熄風降壓通絡；甘草調和諸藥。本方補中寓散，散中寓補，在較顯著的補氣化瘀作用下，具有消除外來致病因素和調動機體抗病能力作用。

---

❹ 邵日，〈祛瘀通脈湯配合針刺治療中風後遺症126例〉，《陝西中醫》，1985，(7)：300～301。

5.癱可癒丸 ❺

【藥物組成】生黃芪、丹參、仙鶴草、殭蠶、伸筋草、海風藤、青風藤、大黃、雞血藤、水蛭、白芍、酒軍。

【功效】益氣活血，舒筋通絡。

【適應病症】中風後遺症屬氣虛血瘀型。

【用藥方法】藥研末水泛為丸，每丸0.1克。每次20～25丸，每日3次，溫開水送服。

【臨床療效】治療102例中風後遺症患者，其中基本治癒66例，好轉29例，無效7例，總有效率93.4%。

【經驗體會】本病演變的關鍵環節是氣虛血瘀，筋脈閉阻，因而設益氣活血，舒筋通絡為大法。方中主用黃芪、丹參益氣活血；配水蛭、雞血藤以增強活血養血之效；使用仙鶴草取調補氣血，善治脫力勞傷之效；再佐白芍等養陰平肝柔筋；殭蠶、伸筋草、海風藤、青風藤祛風舒筋，通絡止痛；酒軍活血兼蕩滌胃腸宿垢痰濁。諸藥配合運用，相互協同，對治療和預防偏癱起到相得益彰之效。

6.佛手益氣活血湯 ❻

【藥物組成】岷當歸60～120克，川芎9～20克，黃芪15克，赤芍10～15克，水蛭6～9克，甘草5克。

【加減變化】呆癡或智力低下者加黃柏20克，枸杞子10克，白芷9克；肢痛重者加羌活10克，伸筋草12克；頭昏眩暈者加菊花9克，鈎藤12克；目澀脹痛者加茺蔚子10克；舌紅者加連翹9克；苔膩者加薏苡仁15克，滑石12克。

---

❺ 李西秦等，〈癱可癒丸治療中風後遺症102例〉，《陝西中醫》，1991，(10)：442～443。

❻ 夏水潮等，〈佛手益氣活血湯治療52例中風後遺症療效觀察〉，《中西醫結合雜誌》，1991，(12)：76～77。

【功效】益氣養血活血，化瘀通絡。

【適應病症】腦血管意外後遺症屬氣虛血瘀型。

【用藥方法】水煎服，日1劑。每30天為1療程，治療1～2個療程。

【臨床療效】52例中風後遺症期患者，經治療後基本痊癒6例，占11.54％；顯效14例，占26.92％；有效30例，占57.69％；無效2例，占3.85％。總有效率96.15％。

【經驗體會】本病主要是由於患者年高體衰，精氣衰耗，氣虛不暢，瘀血凝滯，終致中風偏枯。正氣衰減，病邪稽留不去，則成中風後遺症。故在治療上，必需重視扶正，同時佐以祛邪之品。佛手益氣活血湯是在中醫古方「佛手散」（當歸、川芎）的基礎上重用岷當歸加味而成，方中當歸、川芎、赤芍養血活血；黃芪益氣；水蛭善入血分而搜剔伏邪；甘草和諸藥，攻補兼用，養血活血、化瘀通絡。岷當歸藥量可大至60～120克，經臨床觀察未發現對血液、消化、肝、腎、心、神經系統有不良作用，少數有便秘者，略加燥濕健脾之品即可制止。

7.五蟲散 ❼

【藥物組成】全蟲30克，蜈蚣30克，地龍30克，水蛭30克，白花蛇1條，黃芪30克。

【功效】益氣活血，祛痰逐瘀。

【適應病症】中風後遺症，無論出血性還是缺血性均可應用。

【用藥方法】上藥陰乾研細混勻備用。另外每日用黃芪煎湯300ml，每次用100ml送服五蟲散2克，1日3次，連服20日為1療程，間隔10天，進行下1個療程，一般服3～4個療程。

【臨床療效】治療58例中風後遺症患者，其中基本痊癒10例，占17.24％；顯效16例，占27.59％；有效28例，占48.28％；無效4例，占6.89％。

---

❼ 胡善家等，〈五蟲散治療中風後遺症療效觀察〉，《實用中醫內科雜誌》，1993，(2)：20～21。

總有效率93.11%。

【經驗體會】中風後遺症，一為正氣虛弱，一為痰濁瘀血滯留於筋骨關節之間，阻塞經絡，脈道不通。這些患者大多年高體衰，精氣不足，無力祛邪外出，病邪稽留，表現為半身不遂，口眼歪斜，偏身麻木，語言不利，或癡呆等。筆者認為治療上祛除痰濁瘀血最為首要。病邪不去，則正氣難復。當然，佐以補氣扶正之藥也非常重要，氣行則血行，氣虛則無力推動血行而致血瘀。腦卒中後遺症半年以上不癒者，病情頑固，痰瘀多滯留筋骨關節，一般草木之品很難達到病所，非蟲類搜剔難以奏功。但蟲類藥物均有峻猛之性，故以散劑小劑量服用，可緩其勢。用黃芪，旨在補氣活血，氣行血行。臨床應用應當注意，對缺血性中風可早期應用，而對出血性中風後遺症者，必須在病情穩定半年以上方可應用，以防再出血之虞。

8.化栓通脈湯 ❽

【藥物組成】黃芪45克，桂枝9克，天麻9克，地龍12克，丹參15克，川芎12克，全蠍10克，郁金12克，山楂15克，甘草3克。

【加減變化】若偏癱日久，且正氣未衰，效不顯著者，可加水蛭6克，虻蟲6克，焙乾研末，分3次沖服；若下肢癱瘓為主者，加山茱萸肉12克，川斷15克，牛膝15克，寄生15克；若言語謇澀者加遠志9克，菖蒲12克；若口眼歪斜重者加川貝10克，膽星10克，竹瀝30ml，薑半夏10克；若伴見頭暈、頭痛屬肝陽上亢者加石決明15克，菊花10克，夏枯草10克；若伴見大便秘結者加火麻仁15克，杏仁10克；小便失禁者加益智仁15克，桑螵蛸15克。

【功效】益氣活血，化栓通脈，祛風消痰。

【適應病症】中風後遺症。

❽ 鄭現甫等，〈化栓通脈湯治療中風後遺症78例臨床觀察〉，《湖北中醫雜誌》，1993，(4)：20～21。

【用藥方法】每日1劑，加水1000ml，煎取藥計600ml，均分早晚2次溫服，10天為1療程。

【臨床療效】用本方治療中風後遺症78例，治癒35例，顯效27例，好轉12例，無效4例，總有效率95%。

【經驗體會】本病的病因病機關鍵在於「因虛致瘀」，「因痰致瘀」。多發於年高體邁者，因年老體衰，肝腎不足，再遇煩勞過度，情緒波動或氣候失宜致氣血兩虛，因氣可運血又可化濕，氣虛停滯則血無以化而凝，濕無以化而聚結為痰，血凝痰阻，脈道不通，筋脈失其濡養而為病。據此擬定化栓通脈湯，以通絡開閉逐瘀之法，使氣血流通，偏枯肢體功能恢復，方中黃芪、桂枝益氣溫經通脈，丹參、川芎活血補血祛瘀，四藥氣血並治；郁金佐黃芪疏散鬱結的肝氣，使氣補而不滯；地龍、全蠍走竄經絡，通痺起廢；山楂配合參、芎增強化瘀之力；天麻平肝熄風治其本。共同起到益氣、溫陽、祛瘀、通絡、熄風的作用。

9.靳氏偏癱復原湯 ❾

【藥物組成】黃芪60克，人參3克，白朮20克，茯苓15克，陳皮9克，當歸15克，蘇木9克，地鱉蟲10克，水蛭10克，地龍15克，殭蠶10克，蜈蚣2條，甘草6克。

【加減變化】有痰濁者加川貝母9克，橘絡6克；言語障礙者加石菖蒲10克，膽星9克；血壓偏高者加夏枯草15克；上肢重者加桂枝6克，桑枝18克；下肢重者加川斷10克，牛膝15克。

【功效】扶正固本，通經活絡。

【適應病症】中風後遺症偏癱。

【用藥方法】每日1劑，水煎2次，混勻後分早晚各1次服。

【臨床療效】以此方治療中風後遺症308例，顯效以上者243例，占

---

❾ 靳照禮，〈扶正通絡法為主治療中風後遺症243例〉，《實用中西醫結合雜誌》，1993，(7)：403。

72.4%。

【經驗體會】中風屬本虛標實之證，其病機雖複雜多變，但總為風、痰、火、瘀、虛。血瘀髓海、脈絡閉阻為病機之關。初期多見標實，後期多為本虛。發於實而歸於虛是其證候演變的基本規律。故中風偏癱後期氣血虛衰、脈絡閉阻為其主要病機。氣血足，則脈絡盈；氣血衰，則脈絡閉。故固其本，通其絡，活其血為主要辨治之法。補陽還五湯雖為治療氣虛血瘀證專用方劑，但並非特效方劑，尤其是對後遺症期偏癱的恢復，顯得力弱而效緩。而自擬方藥偏癱復原湯用黃芪、人參、白朮、茯苓扶正固本；配陳皮理氣行氣，使補益藥補而不滯；當歸補血活血；蘇木行血活血；地鱉蟲、水蛭、地龍、殭蠶、蜈蚣為蟲類活動之品，活血化瘀，尤善通經活絡；甘草和諸藥護胃氣。諸藥合用，可扶正固本，通經活絡，故臨床療效較好。

10.止麻復原丸 ❿

【藥物組成】黨參、黃芪、丹參、川斷、雞血藤各30克，桑枝16克，川芎、當歸、山楂、黑木耳、桑寄生、紅花各15克，桃仁12克，桂枝、伸筋草各10克，甘草、地龍各6克。

【功效】補氣養血，活血祛瘀，通絡止麻。

【適應病症】中風病麻木症。

【用藥方法】上藥蜜製成丸，每丸約重0.3克，1天3次，每次25粒。

【臨床療效】治療中風麻木症50例，痊癒22例，占44%；顯著好轉16例，占32%；好轉10例，占20%；無效2例，占4%。總有效率96%。

【經驗體會】中風病麻木症的病機關鍵是由於氣血虛弱，夾有血瘀致氣血運行不暢，經脈失於濡養所致。止麻復原丸方用黨參、黃芪補氣以推動血液運行；川芎、桃仁、紅花、山楂活血祛瘀；丹參、雞血藤、當歸養血活血；桑枝、桂枝、黑木耳、伸筋草、地龍通絡止麻；又加川

❿　慕廷民等，〈中藥治療中風麻木症50例〉，《陝西中醫》，1993，(8)：347。

斷、桑寄生補肝腎、強筋骨，扶本固元；甘草調和諸藥，氣血得通，經脈得養，麻木得以緩解。

11.王氏偏癱復原湯 ⓫

【藥物組成】黃芪30～120克，當歸10克，川芎6克，桃仁6克，紅花10克，丹參25克，雞血藤30克，全蠍10克，蜈蚣2條，女貞子10克，懷牛膝15克。

【加減變化】語言謇澀較重者加菖蒲10克，郁金15克以化痰開竅；手足疼痛、肢體不遂、腫脹青紫者加香附15克，六路通30克以行氣活血消脹；若肢體不遂時間較長、氣虛症狀明顯者黃芪可用至120～150克以補氣行血；若頭暈耳鳴如蟬、舌質紅絳少苔、脈弦細者上方去川芎加熟地15克，玄參10克，枸杞子10克以滋補肝腎，增精利竅；若二便失禁加山藥15克，五味子10克以補腎固澀；若平素煩躁易怒、頭脹痛、血壓高者加天麻10克，石決明30克，白芍20克以滋陰潛陽、平肝熄風；若口舌歪斜者加殭蠶10克，白附子15克以祛風化痰通絡。

【功效】益氣養血，滋補肝腎，活血化瘀。

【適應病症】中風後遺症。

【用藥方法】日1劑，水煎2遍約500ml，早晚分服，1個月為1療程。

【臨床療效】治療160例，其中基本痊癒（積分達24分以上者）68例，占42.5%；顯效（積分增加超過10分者）82例，占51.52%；無效（積分增加不足4分者）10例，占6.25%。

【經驗體會】中風病多發生於中老年人，因年老體弱，精氣日衰，從而導致陰陽失調，因勞累、飲食、情感刺激而誘發。本病以肝腎不足、氣血衰少為本，風火痰濕壅盛、氣血瘀阻為標。故宜益氣養血、滋補肝腎以治其本，活血化瘀、祛風化痰以治其標。方中重用黃芪補氣，因「氣

⓫ 王淑貞，〈偏癱復原湯治療中風後遺症160例〉，《黑龍江中醫藥》，1997，(5)：46。

為血之帥」；當歸、川芎、桃仁、紅花、丹參以活血化瘀；雞血藤養血活血、通絡止痛；全蠍、蜈蚣熄風通絡；女貞子、懷牛膝滋補肝腎。中風後遺症的恢復是很緩慢的，特別是年老體胖發病時病情較重者。所以在辨證施治合理用藥的同時，應鼓勵病人堅定戰勝疾病的信心，並應配合針灸、按摩、功能鍛鍊，這樣更有利於病人康復。

12.**蛭蛇還五湯** ⓬

【藥物組成】水蛭1.5克（沖），白花蛇1條，黃芪80克，桃仁10克，紅花10克，川芎10克，赤芍10克，地龍10克，當歸15克，豨薟草10克，夏天無8克。

【加減變化】氣虛血滯者見氣短自汗，面色無華，舌質淡紫，脈細澀，則重用黃芪100～150克，加陳皮10克；風陽痰火者見頭痛眩暈，心煩易怒，舌暗紅苔黃膩，脈弦滑，加膽星10克，石菖蒲10克，天麻15克；肝腎虧虛者見手足癱瘓不收，肌肉萎縮，舌紅少苔，脈弦細數，加熟地20克，山萸肉15克，天冬10克。

【功效】益氣活血化瘀。

【適應病症】中風後遺症氣虛血瘀型。

【用藥方法】上方每日1劑，水煎服，早晚各1次。

【臨床療效】治療176例，其中臨床痊癒（半身不遂，語言謇澀諸症消失，活動自如）72例；好轉（語言清晰，能扶杖行走，生活基本自理）96例；無效（服藥半個月後症狀無改善）8例。氣虛血瘀型患者療效最佳；病史短的療效最快，病史長的療效較差；服藥最多的120劑，最少的15劑。

【經驗體會】中風後遺症，大都與痰瘀血滯、氣虛推動乏力、脈絡阻塞不通有關，筆者曾選用王清任補陽還五湯治療本病，有一定療效。但加入水蛭、白花蛇、豨薟草、夏天無療效明顯提高。因上藥具有活血

⓬　康永等，〈蛭蛇還五湯治療中風後遺症臨床觀察〉，《中國中醫藥資訊雜誌》，1997，(12)：28。

化瘀、袪風化痰之功效，且藥性猛烈，能速袪經絡中痰瘀血滯，使脈絡得以流通，氣血得以正常運行，從而使患者恢復健康。據現代藥理研究，水蛭中含有抗血凝物質水蛭素，且含有類肝素與溶血栓素，能溶解血栓；白花蛇袪風通絡，能直接擴張血管，且能溶血栓；豨薟草、夏天無袪風通絡，行氣活血，既降壓又能溶血栓。諸藥合用，能溶解腦部血栓，使偏癱諸症緩解或根除。但水蛭、白花蛇藥性猛烈，用量宜小不宜大，應循序漸進，方能收到好的效果。恢復後期，可取上方研末沖服，每服3～6克，每日2～3次，以鞏固療效，同樣能取得良效。

(二)瘀血內阻

1.復原湯 ⑬

【藥物組成】伸筋草、路路通、雞血藤、丹參、絲瓜絡。

【加減變化】屬肝陽上亢者，加石決明、菊花、鈎藤、夏枯草；兼腎水不足者，加山茱萸肉、麥冬、五味子；兼虛陽不潛者，加牡蠣、鱉甲；屬氣虛血瘀者，加黃芪、當歸、川芎、赤芍、桃仁、紅花；屬寒凝在絡者，加附片、桂枝、片薑黃；伴有肢體抽搐者，加殭蠶、天麻；兼痰熱昏蒙者，加竹瀝、黃連、菖蒲。

【功效】活血通絡。

【適應病症】中風後遺症偏癱。

【用藥方法】每日1劑，水煎，分早晚服。

【臨床療效】用本方治療偏癱30例，痊癒8例，顯效7例，有效12例，無效3例，總有效率90%。

【經驗體會】偏癱一症為中風的主要特徵之一。《靈樞·刺節真邪篇》認為「虛邪偏客於身半……營衛稍衰則真氣去，邪氣獨留，發為偏枯」，

---

⑬ 張忠鵬，〈自擬復原湯治療偏癱30例臨床小結〉，《安徽中醫學院學報》，1983，(3): 38～39。

明・戴思恭認為「治風之法，初得之即當順氣，及其久也，即當活血」，可見治療偏癱重在「疏通瘀塞」。復原湯中伸筋草祛風通絡，舒筋活血；路路通行氣活血，通絡利水；伍雞血藤、丹參養血活血化瘀；佐絲瓜絡通經活絡。諸藥相合，共奏舒筋活血，通絡消瘀之效，切中病機，故收滿意療效。

2. 活絡止痛湯 ⓮

【藥物組成】桑枝30克，川芎20克，川烏15克，草烏15克，地龍15克，防風20克，牛膝15克，獨活15克，羌活20克，透骨草30克，當歸20克，黃芪50克。

【加減變化】上肢重加桂枝；下肢重加重牛膝用量；水腫重加茯苓、桑白皮。

【功效】活血通絡，消腫止痛。

【適應病症】中風後肢體偏癱，腫脹疼痛。

【用藥方法】將上述藥物水煎成湯劑，約2000～3000ml，使患肢暴露後，用藥液蒸氣熏，待水溫後，外洗患肢，每次20～30分鐘。上、下肢可單獨外洗，洗後用清水擦去藥液。若有條件進行藥浴，效果更好。療程為15天，每天外洗1～2次。

【臨床療效】用此方治療中風偏癱30例，治癒19例，有效9例，無效2例，總有效率93.3%。

【經驗體會】本方立意在於通過對患肢直接用藥，經皮膚吸收，在熏洗同時施以按摩手法，以活血通絡，促進局部血液循環，達到活血通絡、消腫止痛目的，使患肢功能恢復。而且又避免了病人長期口服中藥湯劑產生的不良反應。方中以桑枝、川芎、川烏、草烏通絡止痛為主藥；當歸、黃芪補氣養血；防風、透骨草、羌活、獨活祛風祛濕為輔佐藥；地龍、牛膝、桂枝引經為使藥。全方共起活血通絡止痛之功效。

⓮ 郝日等，〈活絡止痛湯外洗治療中風偏癱30例〉，《吉林中醫藥》，1993, (5): 24。

3. 化瘀通絡丸 ⓯

【藥物組成】川芎、水蛭、三七、牛黃、冰片、蜈蚣。

【功效】活血化瘀，化痰通絡。

【適應病症】中風後遺症偏癱。

【用藥方法】口服1粒，每日3次。

【臨床療效】150例中風後遺症患者，臨床治癒95例，占63.3%；顯效39例，占26%；好轉13例，占8.7%；無效3例，占2%。總有效率98%。

【經驗體會】中醫認為中風多因血瘀、痰濁為患，加之肝腎氣陰兩虛，致氣血不達，風從內生，風痰流竄經絡，故突然發生舌強語謇、口眼歪斜、半身不遂等，且臨床觀察發現多數中風病人血脂偏高，血液粘稠度增加，血流緩慢，血小板聚集力增高等，均顯示血瘀和痰飲是本病的主要致病因素。因此在治療上以活血化瘀、化痰通絡為主。方中川芎，為血中之氣藥，善攻腦入竅；水蛭，消瘀散血，有助血腫吸收；三七，既可活血，又能止血；牛黃、冰片，化痰開竅，醒腦通絡；蜈蚣，最善解瘀通絡，以除關節僵硬，有助肢體功能恢復。現代藥理研究認為川芎、三七、水蛭等活血化瘀藥具有抗血小板聚集的作用，降低血液粘稠度，阻礙血液的凝聚並能降低血脂，擴張周圍血管，調整血壓，增加腦血流量，改善微循環，提高大腦耐缺氧能力，因此具有抗栓、溶栓的作用；牛黃、冰片善於通過血腦屏障，以改善腦血循環。諸藥合用，散瘀通絡，降脂化痰，臨床觀察表明本藥治療中風後遺症療效顯著，並能防止中風病的復發。長期服用本藥未發現任何毒副作用。

4. 活血化瘀湯 ⓰

【藥物組成】生地25克，赤芍、川芎、當歸尾、土鱉蟲各15克，紅

⓯ 金國英等，〈化瘀通絡丸治療中風後遺症150例〉，《河北中醫》，1994，(1)：20～21。

⓰ 王健中，〈活血化瘀法為主治療中風後遺症100例〉，《湖北中醫雜誌》，1994，(2)：16。

花、炮甲各10克，地龍、桃仁各12克，丹參、銀花各20克，大黃9克。

【加減變化】半身癱瘓重者加黃芪、白芍、三七、雞血藤；失語者加郁金、菖蒲、遠志（另以針刺廉泉、內關）；痰多者加膽星、天竺黃；面癱者加全蠍、蜈蚣；長期便秘者加服清潤茶（草決明、首烏各20克），泡水代茶喝。

【功效】活血化瘀，化痰通腑。

【適應病症】中風後遺症期。

【用藥方法】水煎服，神昏者用鼻飼法，每日1劑，分2～3次服。

【臨床療效】用此方治療中風後遺症100例，痊癒44例，顯效35例，好轉8例，無效13例，總有效率87%。

【經驗體會】中風證起病急驟，症情險惡，變化多端。此病係本虛標實，多以氣虛、陰虛、風火、痰瘀為主，治療多用平肝熄風、清熱化痰。筆者以活血化瘀為主，化痰通腑為輔，擬活血化瘀湯，方中以桃紅四物活血通經；炮甲活血通經絡，治筋骨拘攣；土鱉蟲通經鎮痛，破留血積聚；地龍瀉熱活絡，有弛緩神經及肢節攣急之功；丹參活血祛瘀；大黃主下瘀血，破癥瘕積聚，並能通腑除熱結，蕩滌腸胃，推陳致新；二花清熱解毒。諸藥合用，具有活血化瘀、通絡清熱之功。現代藥理研究表明，本方可使全血粘稠度、血漿粘稠度明顯降低，紅細胞電泳時間明顯加快，微血管血流加快，增強微循環毛細血管的張力和降低通透性，加快血流，減少滲出，增強腎血流量，有利於改善腦血腫。

5. 截麻湯 ⓱

【藥物組成】製川烏10克，地龍10克，黃芪20克，當歸10克，川芎10克，雞血藤30克，補骨脂15克，天麻10克，製乳沒各10克，製附子6克。

【加減變化】氣虛明顯者酌加黨參、白朮、西洋參；形體肥胖、痰

⓱ 王修鋒，〈截麻湯治療中風後頑固性肢體麻木64例〉，《甘肅中醫學院學報》，1995，(4)：22。

濁甚者加石菖蒲、天竺黃；腰膝痠軟者加杜仲、桑寄生、續斷；瘀血重者酌加桃仁、紅花、三棱、莪朮及蟲類藥。

【功效】活血通絡，益氣補腎，熄風化痰。

【適應病症】中風後肢體麻木。

【用藥方法】水煎服，日1劑。

【臨床療效】15劑為1療程，治癒（經服藥1～2個療程後麻木消失者）41例；有效（服藥3個療程後麻木明顯減輕者）18例；無效（用藥3～4個療程後麻木無明顯改善者）5例。總有效率92.2%，其中有17例患者用藥15劑後麻木即消失。

【經驗體會】中風後麻木一症病機複雜，虛實兼夾，治之單純補益，血脈不暢，則正氣難以復原；一味化痰通路，正不勝邪，痰瘀亦難以消除，故治宜活血通絡，益氣補腎，熄風化痰，截麻湯據此而設，方中製川烏、地龍通絡行滯、開痰結；黃芪、當歸益氣養血；川芎、雞血藤、乳香、沒藥活血祛瘀；天麻、補骨脂補肝腎強筋骨、通經絡；製附子溫經助他藥逐瘀化痰。諸藥合用，共收益氣活血、化瘀消痰、熄風截麻之功，使得氣充血盈，脈絡通利，故而奏效多捷。臨床觀察，腦血管病患者無論是出血性，還是缺血性，血液大多處於高粘狀態，尤以腦血栓患者更為突出，經用截麻湯不僅能消除麻木並能使患者血液高粘狀態恢復正常或得以改善。

6. 通竅活血湯 [18]

【藥物組成】赤芍15克，川芎12克，桃仁15克，紅花6克，蔥白3根，紅棗6枚，生薑3片，麝香0.2克，黃酒30ml（為引）。

【加減變化】氣血虧虛者加生黃芪、當歸；痰多者加石菖蒲、郁金；胸悶者加辛夷、川朴、薤白。

---

[18] 王群德等，〈通竅活血湯治療中風後吞咽功能障礙93例〉，《河南中醫藥學刊》，1998，(6)：54。

【功效】開竅通經，活血逐瘀。

【適應病症】中風後吞咽功能障礙。

【用藥方法】水煎服，日1劑，待藥煎成後，去渣，納入麝香溫服。

【臨床療效】治療93例，其中臨床治癒（進食或引水時不嗆，吞咽功能恢復正常，軟齶上提靈活）57例；好轉（吞咽功能基本恢復正常，偶有發嗆，軟齶上提欠靈活）31例；症狀無改善5例。總有效率94.6%。服藥最少3劑，最多19劑。

【經驗體會】臨床觀察發現，腦卒中後40%的病人可能有吞咽功能障礙。究其原因，多為痰瘀互結，蒙蔽心竅，竅道失靈；或血瘀於腦，神失所主，致咽部經氣瘀阻，咽部肌肉閉合功能失常所致。通竅活血湯為清·王清任《醫林改錯》所載，該方藥精力專，是開竅通經、活血逐瘀的名方。方中桃仁、赤芍、紅花通利血脈，行血逐瘀；川芎辛溫香竄，能行氣活血，乃血中之氣藥；麝香、蔥白性溫、味辛，能開諸竅，通經絡，活血逐瘀；生薑、大棗健脾和中，調和營衛。諸藥合用，共奏逐瘀通絡，開竅醒神之功，使咽部經脈得通，肌肉閉合功能恢復正常，吞咽功能自無障礙。臨床觀察表明，通竅活血湯治療中風後吞咽功能障礙對病程短，合併症少者療效較快。對病程長，合併症多，痰涎壅盛者，療效較差。

㈢痰瘀阻絡

1.固本復原湯 ⑲

【藥物組成】黃芪15克，雞血藤20克，丹參15克，黃精15克，海藻12克，玄參15克。

【加減變化】若肢麻，加殭蠶、全蠍、蜈蚣；肌肉痙攣，加葛根、蟬衣；高血壓，加復降片或羅布麻片。

⑲ 趙益人等，〈固本復原湯治療偏癱27例〉，《上海中醫藥雜誌》，1982，(1)：17。

【**功效**】益氣養陰，活血化瘀軟堅。

【**適應病症**】中風後遺症偏癱。

【**用藥方法**】每日1劑，水煎服，分2次服。

【**臨床療效**】治療偏癱27例，基本痊癒11例，顯效9例，好轉7例，總有效率100%。

【**經驗體會**】偏癱，在中醫學上有左癱右瘓之稱，屬中風後遺症範疇，多為氣虛血滯，瘀痰阻絡。氣虛則不能運血，氣不行則血不能榮，以致氣血瘀滯，血脈閉阻，而引起肢體偏癱；或因風痰阻絡，舌強言謇，肢體麻木；或因陰虛水虧，不能涵木而致肝陽上亢，痰邪阻竅。所以偏癱當以正虛（氣陰不足）為本，邪實（風火瘀痰阻絡）為標。治當固本治標兼顧。固本復原湯仿王清任補陽還五湯之意，選用黃芪、黃精、玄參益氣養陰，以固其本；雞血藤、丹參、海藻活血養榮、化痰軟堅，以治其標。標本兼固，正復邪去，肢體復原。

2.散風通絡方 ❷

【**藥物組成**】豨薟草15克，老鶴草12克，桑枝20克，牛膝12克，秦艽12克，木瓜10克，地龍10克，海風藤10克，丹參12克，赤芍10克，地鱉蟲10克，全蠍6克，殭蠶10克。

【**加減變化**】如患者痰多可加膽星10克，竹瀝水30克（兌服）；血壓仍偏高可加鈎藤20克，黃芩15克；進入後遺症或1個月以上，血壓不高可加生黃芪30克；後遺症期1年以上可加肉蓯蓉12克，巴戟天12克，熟地30克；言語不利加蟬衣4.5克。

【**功效**】平肝潛陽，熄風化痰，補益肝腎，益氣活血。

【**適應病症**】腦血栓形成後遺症。

【**用藥方法**】水煎，分早晚2次服，每日1劑。

---

❷ 王大鵬等，〈散風通絡方治療腦血栓形成後遺症18例〉，《遼寧中醫雜誌》，1984，(9)：36~37。

【臨床療效】治療腦血栓形成後遺症18例，6例症狀改善，12例顯效，總有效率100％。

【經驗體會】古人將中風分為真中風和類中風2種，認為真中風應以散風解表為主，類中風以養陰，平肝潛陽熄風為主。筆者認為臨床上不必過分窮究內風、外風，總之屬風無疑。本方雖以散風通絡為主，但祛風藥多選用辛涼之品，如豨薟草、桑枝、秦艽等，故方雖辛散而不生熱，有疏通脈絡之功，無燥烈傷陰之弊，並佐以能直達絡脈搜瘀化痰之品，則風邪瘀阻難以潛藏，血脈通流，痿痹自癒。即使以內風機理言之，此法亦屬可用。因為倡內風說者多以肝經立論，而《內經》對治肝理論早有「肝欲散，急食辛以散之」的名訓。故筆者認為，以散風通絡法組成的統治方，內外風證，皆宜用之。

3. 芍藥甘草湯 ㉑

【藥物組成】白芍25克，甘草10克。

【功效】養血和營，緩急止痛。

【適應病症】腦中風後肢體攣痛。

【用藥方法】日1劑，水煎2次取200ml，分2次服。

【臨床療效】治療36例腦中風後肢體攣痛患者，顯效17例，有效13例，無效6例，總有效率83.3％。

【經驗體會】腦中風患者，肢體偏癱常伴發肢體攣痛，多發生於腦梗塞與腦出血患者。其機理一是病變波及丘腦，為「丘腦綜合徵」的一個症狀，二是因肢體痙攣性癱瘓，肌肉痙攣所致。中醫認為腦中風後遺症主要是風痰瘀血阻滯經絡，「不通則痛」為其一，營行脈中，中風後脈絡阻滯，營血不能暢通，營血不榮，筋脈失養，則肌肉攣急疼痛為其二。芍藥甘草湯原治傷寒誤治後陰虛腳攣急，酸甘化陰，和營養筋。現代藥

㉑ 劉國棟等，〈芍藥甘草湯治療腦中風後肢體攣痛36例〉，《河北中醫》，1992, (3)：42。

理研究證明，本方有鎮靜鎮痛解痙作用，對中樞性或末梢性的筋系攣急疼痛均有治療作用。本臨床觀察結果證實，芍藥甘草湯治療腦中風後肢體攣痛確有較好療效。

4.滌痰化瘀湯 ㉒

【藥物組成】明天麻、川芎各15克，赤芍、連翹各12克，茯苓、半夏、膽星、天竺黃、枳實、貝母粉、珍珠粉各10克，菖蒲6克。

【功效】平肝解鬱，清熱逐瘀，化痰開竅醒腦。

【適應病症】多發梗塞性癡呆。

【用藥方法】每日1劑，分3次服。

【臨床療效】治療多發梗塞性癡呆14例，痊癒6例，有效6例，無效2例，總有效率85.71%。

【經驗體會】多發梗塞性癡呆的基本病因是痰瘀內結、氣血逆亂於腦。《石室秘錄》曰：「治呆無奇法，治痰即治呆也」。故本方選用天麻平肝潛陽，化痰開淤；半夏、膽星、天竺黃、貝母清熱化痰；佐以連翹清心熱，透邪外出；菖蒲開竅醒腦；珍珠粉鎮心、定驚、平肝；川芎、赤芍活血化瘀通絡。諸藥共奏平肝解鬱，清熱逐瘀，化痰開竅醒腦之功，對於痰瘀阻竅的中風呆症療效較佳。

㈣腎精虧虛

1.二仙湯 ㉓

【藥物組成】仙茅15克，仙靈脾12克，巴戟天12克，川芎12克，當歸18克，知母15克，黃柏12克，牛膝24克。

【加減變化】氣虛加黃芪、泡參；小便多加益智仁；肢體疼加雞血

㉒ 楊仁旭等，〈滌痰化瘀湯治療多發梗塞性癡呆〉，《四川中醫》，1993, (3): 24～25。

㉓ 湯宗明，〈二仙湯治療中風後遺症48例〉，《四川中醫》，1984, (2): 61。

藤、赤芍；腫脹加薏苡仁、防己；拘攣加龜板、鱉甲、白芍；語言不利加天竺黃、石菖蒲；在治療中血壓增高加夏枯草、鈎藤、石決明或復方羅布麻片；舌苔變黃膩加竹茹，並加重黃柏用量。

【功效】益腎填精，溫陽通絡。

【適應病症】中風後遺症屬肝腎精血不足者。

【用藥方法】水煎服，日1劑。

【臨床療效】48例患者，經過連續2個療程（2個月）治療，基本治癒21例，占44%；好轉19例，占39%；無效8例，占17%。總有效率83%。

【經驗體會】中風乃本虛標實，一俟標去本現，則圖以治本。臨床上一部分中風患者由於肝腎精血衰少，不能濡養肢體，故肢體禿廢，發涼不溫或拘攣不柔，致半身不遂恢復緩慢，故取二仙湯加味，方中仙茅、仙靈脾、巴戟天，溫而不燥，滋而不膩，陰陽雙補，填補精血，精血得充、肝腎得養，則肢體不廢；當歸養血補血，配血中氣藥川芎，以上行頭目、下行血海；牛膝補肝腎，引血下行，與川芎一升一降，調和氣機；再配知母、黃柏，一可潤燥而滋陰，二又防止藥過溫，補中有瀉，瀉寓於補，配方確切，收效尚可。

2.中風回春靈 ❷

【藥物組成】熟地黃20克，山茱萸、巴戟天、肉蓯蓉、石斛各15克，石菖蒲、郁金各12克，遠志、茯苓、五味子各15克，殭蠶、全蠍各10克，膽南星、天竺黃各12克。

【功效】滋陰溫腎、開竅化痰。

【適應病症】中風後遺症。

【用藥方法】水煎服，日1劑，6週為1療程。

【臨床療效】治療235例，其中治癒97例，占41.28%；顯效89例，

---

❷ 蘇路俠，〈中風回春靈治療中風後遺症235例療效觀察〉，《實用中西醫結合雜誌》，1997，(11)：1073。

占37.87%；有效42例，占17.87%；無效7例，占2.98%。總有效率97.02%。

【經驗體會】中風的發生，主要是陰氣衰竭於下，陽氣暴脫於上，陽化風動，血隨氣逆，挾痰挾火，橫竄經髓，蒙蔽清竅而致，是為上實下虛，本虛標實之症，故治宜滋陰溫腎、開竅化痰，中風回春靈意在補腎以治虛，固本可培元，化痰祛瘀以通絡，祛邪可扶正。方中所用熟地黃、山茱萸補益腎陰，壯水以濟火；巴戟天、肉蓯蓉溫養腎陽，以引火歸源；因真陰下虛，虛火上越，則心火暴動，故用石斛以滋水清火；因真陽失守，火動生痰，痰濁隨浮陽而上泛，堵塞竅道，故用石菖蒲、郁金、遠志開竅化痰，並配合茯苓以滲之；佐五味子收斂浮陽以固脫；用殭蠶驅絡中之風，兼以化痰，而全蠍祛風長於止痙，兩藥合用藥簡力長，共奏祛風化痰，開竅通絡之功；用膽南星、天竺黃佐平肝熄風化痰之功。本方以治本為主，治標為輔，標本兼治，相得益彰，效如桴鼓。

3. 補腎健腦湯 [25]

【藥物組成】淫羊藿、菟絲子、枸杞子、山萸肉、山藥、製首烏、川芎、赤芍、半夏、遠志、郁金各10克，丹參30克，石菖蒲15克。

【加減變化】氣虛神疲加黃芪30克，黨參10克；頭暈目眩加天麻10克；失眠多夢加炒棗仁30克，夜交藤10克；耳鳴加磁石15克；耳聾加補骨脂10克，挾有熱象者加蔓荊子、黃芩各10克，去淫羊藿；大便秘結者加膽南星、大黃各10克（後下），伴有中風症狀或後遺症者加蜈蚣3條，豨薟草15克。

【功效】補腎健腦、化痰祛瘀、開竅醒神。

【適應病症】中風癡呆。

【用藥方法】每日1劑，日2次，水煎服。上方30天為1療程。伴有嚴重高血壓、糖尿病、冠心病者給予對症處理。

【臨床療效】治療56例，其中基本痊癒16例，有效31例，無效9例，

---

[25] 張維穎，〈補腎健腦湯治療中風癡呆56例〉，《陝西中醫》，1999，(1)：12。

總有效率83.9%。

　　【**經驗體會**】中風癡呆類似於現代醫學的腦血管性癡呆，包括多發性梗塞性癡呆及腦出血、腦血栓形成、腦栓塞後癡呆等。本病多發於老年人，呈現本虛標實證候。腦為髓海，賴腎精充養，若腎精不足，氣血虧虛，卒遇中風，風火痰瘀閉阻腦絡，蒙蔽清竅，致神明失靈，腦髓不充，變生百症。此方以淫羊藿、山藥、山萸肉、菟絲子、枸杞子、製首烏等為主補腎益精，健腦益智，填髓治本；川芎、赤芍、丹參活血化瘀、疏通腦絡；半夏、遠志、石菖蒲祛痰開竅、安神定志；郁金行氣活血以治標。全方具補腎健腦、化痰祛瘀、開竅醒神功效，且藥性平和、補而不膩，適於長期服用，故治療效果較好。

第五章　中風先兆

　　中風先兆俗稱小中風，是短暫性的血液供應不足而導致的短暫的局限性腦功能障礙。其特點是症狀突起又迅即消失，一般持續數分鐘至數十分鐘，並在24小時內緩解，不留任何後遺症，常反覆發作。其臨床表現多樣，最常見的為一側上肢或一側下肢無力，也可能只是隻手無力；有的則為一邊手腳的麻木，針刺樣或觸電樣；有的為口齒不清或天旋地轉、噁心、嘔吐、聲音嘶啞、單眼失明及視物模糊等。其最主要的原因是動脈粥樣硬化，此外還與微栓子的形成、小動脈血管痙攣及血液成分的改變有關。已有中風先兆的患者，如未經適當的治療而任其發展，則有1/3的患者在數年之內有發生完全性缺血性中風的可能；約有1/3經歷長期的發作而損害腦的功能；亦有1/3可能出現自然的緩解。本病多見於中老年人，特別是高血壓病患者，臨床上經常見到的短暫腦缺血發作，可逆性缺血性腦損害等均屬中風先兆範疇。

1.山花湯 ❶

　　【藥物組成】山楂、赤芍、玉竹、路路通各12克，紅花3克，地龍、當歸尾各10克，丹參15克。

　　【加減變化】若脾虛納差加茯苓15克；血壓偏高加桑寄生15克，天麻10克；血壓偏低加川芎、升麻各10克；手足麻木加雞血藤、牛膝各40克；舌謇語言不利加蜈蚣3克，白殭蠶9克；反應遲鈍和記憶力減退加石菖蒲10克；久病體虛加黃芪30克。

　　【功效】活血化瘀，祛風通絡。

　　【適應病症】中風先兆。

---

❶ 葉仕亘，〈山花湯治療小中風189例療效觀察〉，《新中醫》，1991, (6): 23～24。

【用藥方法】每天1劑，15劑為1療程。

【臨床療效】治療中風先兆189例，有效率98.9%。

【經驗體會】中醫雖無高凝血症之病名，但從症狀分析，乃屬中醫中風先兆即小中風。本病主要是循環障礙特別是微循環障礙，血液的粘稠度增加，血液中固體物質凝集血管壁出現病變所致，故治宜活血化瘀，通經活絡。山花湯方中山楂活血化瘀且有擴張血管、降低血脂的作用；紅花活血化瘀而質輕上行；赤芍活血而涼血；丹參活血而養血；當歸尾活血而補血；路路通祛風而通絡；地龍滋液而通絡；玉竹養陰增液，津血同源，能緩解血中粘稠度。並隨症加減川芎、升麻、天麻、蜈蚣、白殭蠶，乃治風、血、痰之藥。全方以活血化絡、祛風通絡為宗旨。血瘀得化，邪風得祛，脈絡調和，血流通暢則筋脈得養，療效滿意。

2.行血袪風湯 ❷

【藥物組成】蘇木12克，水蛭5克，丹參15克，地龍10克，炙山甲6克。

【加減變化】上肢麻木無力重者加桑枝；下肢嚴重者加牛膝、桑寄生；語言謇澀明顯者可重用地龍20克，加石菖蒲、殭蠶、蟬衣、白芥子。

【功效】行血熄風，活血袪瘀。

【適應病症】中風小發作。

【用藥方法】水煎服，日1劑，分早晚2次服。

【臨床療效】治療100例中風小發作患者，治癒85例，好轉11例，無效4例，總有效率96%。

【經驗體會】腦動脈硬化或高血壓是引起中風的最常見原因，患者的血液往往呈現「濃」、「粘」狀態。行血袪風湯方中蘇木行血袪風為主藥；輔以水蛭活血破瘀散結，延緩或阻滯血液凝固；丹參補血、活血，專走血分袪瘀血，生新血；地龍通經絡，並能夠調整血壓；佐以炙山甲，

❷ 邰全亮，〈行血袪風湯治療中風（小發作）100例〉，《河南中醫》，1992，(6)：272。

引諸藥直達病所。諸藥合用共達行血熄風之目的。研究證明，該方有抗凝，降粘，降壓，改善腦血微循環，擴張心、腦血管，預防或治療腦動脈硬化之作用。

3. 抗栓防風丹 ❸

【藥物組成】生地黃、生首烏、白芍、水蛭、地龍、大黃、葛根、黃連。

【功效】養血活血，祛瘀通絡。

【適應病症】中風先兆。

【用藥方法】上藥共研細末，裝入膠囊，每粒裝藥0.25克。每次服1～1.5克，日服3次，持續服藥3個月。

【臨床療效】治療112例中風先兆患者，經治療後顯效53例，占47.3%；有效41例，占36.6%；無效14例，占12.5%；惡化4例，占3.6%。總有效率83.9%。

【經驗體會】中風先兆的基本病機是本虛標實，本虛以陰血虧虛為主，標實以脈絡血瘀為主，其血液流變學以濃、粘、凝、集為特徵，也佐證了標實的病機，現代研究表明生津法對血液流變、微循環有明顯調整作用，因此，治療時不可捨本顧標，單純攻瘀，應標本兼顧。抗栓防風丹方取生地、首烏補益精血以固本，具有抗衰老作用；水蛭、地龍攻瘀通絡；大黃、葛根升清降濁；白芍平肝；黃連清火。全方標本兼顧，風，火，痰，瘀，虛並治，具有調補陰陽，活血通絡，潤腸降濁的功效。

4. 通脈飲 ❹

【藥物組成】黃芪15克，菊花10克，首烏12克，枸杞12克，葛根20

---

❸ 呂志傑，〈抗栓防風丹治療中風先兆的臨床研究〉，《中醫藥學報》，1993，(1)：43。

❹ 劉啟庭等，〈綜合治療中風先兆症100例〉，《山東中醫雜誌》，1993，(3)：16～17。

克，丹參20克，赤芍10克。

【功效】益氣養陰，活血通絡。

【適應病症】中風先兆。

【用藥方法】水煎濃縮至400ml，加蜂蜜100ml混合，每日3次，每次口服50ml，每15天為1療程。

【臨床療效】治療中風先兆症100例，治癒25例，顯效56例，有效13例，無效6例，總有效率94%。

【經驗體會】本病病因為飲食、情志失調，致脾胃失運，肝腎陰虧；病機為氣陰兩虛，津液虧損，氣運失職，氣血瘀阻，故治宜益氣養陰，活血通絡。通脈飲方中選黃芪益氣升陽，助氣行血；菊花、首烏、枸杞滋陰生津，補肝腎為君；配以葛根清熱生津，鼓舞胃中清氣上升，以輸津液；佐以丹參、赤芍涼血化瘀；蜂蜜潤腸化燥，暢通氣機。諸藥相合，則氣旺津生，瘀祛血行而病除。

5.防癱湯 ❺

【藥物組成】生地20克，麥冬15克，鉤藤30克，菊花30克，石決明15克，珍珠母30克，川牛膝30克，赤芍15克，丹參30克，半夏10克，當歸12克，殭蠶10克，膽南星15克，甘草6克。

【功效】滋陰潛陽、化痰祛瘀。

【適應病症】中風先兆。

【用藥方法】上述藥物每日1劑。加水煎2次，合併藥汁共約600ml。每次300ml，早晚2次溫服。

【臨床療效】治療200例，其中臨床治癒46例，顯效57例，有效65例，無效32例，總有效率84%。

【經驗體會】小中風的形成是因情志、飲食、體質等導致肝腎陰虛

---

❺ 張豪，〈防癱湯治療中風先兆證的臨床研究〉，《河南中醫藥學刊》，1998，(1)：38。

陽亢，風、火、痰相互為患，血隨氣逆，上衝於腦或橫竄經絡所致，其病機可歸納為虛、風、火、痰。在疾病的整個演變過程中，風、痰、瘀、虛並非單純為患，而是相互影響。本病往往先有陰虛，後致全身氣血津液紊亂。其中以虛為本，痰瘀為標，風陽妄動為其徵，痰瘀阻絡是關鍵，針對其病機特點，擬滋陰潛陽、化痰袪瘀之防癱湯治療，方中生地、麥冬滋陰而制陽亢；鈎藤、菊花、石決明、珍珠母等平肝潛陽；川牛膝引血下行，兼補肝腎之陰；半夏、膽南星燥濕化痰；當歸、丹參、殭蠶活血通絡。全方具有滋陰潛陽，化痰活血功能。方藥切合，故療效滿意。

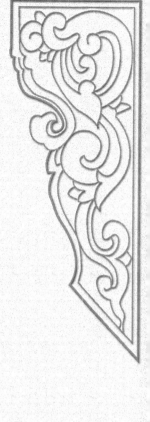

《下 篇》

針灸治療

　　針灸是在中醫基本理論指導下的一種特殊的治療方法，經濟、簡便、實用，病人易於接受，在臨床上運用較為廣泛。特別是中風，不論是缺血性中風，還是出血性中風，無論是初期，還是後期治療，配合針灸是目前臨床治療中風的首選方法之一，而且療效顯著。缺血性中風即病即針；出血性中風，應以出血靜止、生命指徵穩定為指徵，這樣可減少中風患者的致殘率。針灸的早期參與可明顯提高中風患者的存活率，早期的針灸能夠防止過度的缺血、缺氧造成的休眠狀態的加劇，對於已處於壞死狀態的中心區神經細胞，適宜刺激可促進相關細胞軸突發芽，形成新的軸突，從而建立起正常功能的神經環路網路 —— 突觸鏈，實現中樞神經功能的重新組合。

處方1 ❶

　　【取穴】「神根穴」（舌底舌下繫帶根部凹陷中），「佐泉穴」（舌下繫帶兩側肉阜近舌下腺導管開口處），「液旁穴」（在左右舌下靜脈內側近舌根部1/3處），「支脈穴」（在左右舌下靜脈外側距舌根部2/3處）。

　　【操作方法】選用26～32號的5寸毫針，用撚轉和提插針相結合的手法在舌底針刺。

　　【適應病症】中風（腦血管意外）後遺症。

　　【臨床療效】治療40例，其中經3～20次舌針治療，基本治癒16例，顯效13例，進步11例。其中腦血栓形成病人恢復快，一般針刺3～10次效高，病程長後遺症重者不超過15次，病程越短，療效越好。腦血栓形成34例中基本治癒16例，顯效10例，進步8例；腦栓塞效差，2例中1例顯效，1例進步；蛛網膜下腔出血1例顯效；腦溢血效更差，3例中1例顯效，2例進步。肢體活動恢復下肢優於上肢，言語恢復效佳，尤其對恢復肢體疼痛有卓效。

---

❶　王隆鎮，〈舌針治療中風（腦血管意外）後遺症40例觀察小結〉，《遼寧中醫雜誌》，1983，(2)：26。

【經驗體會】舌針是針刺舌體範圍內的一些特定穴位，以治療腦血管病的方法。它是從舌體的色澤變化來診察疾病的基礎上發展而來，是繼耳針、鼻針、眼針廣泛應用臨床後的一個新的針刺體位。舌上通於腦，下聯臟腑，是調整氣血運行的樞紐。通過經絡氣血的轉輸，使舌體與全身的臟腑肢節聯繫成為一個整體，故臟腑肢節的病理變化能在舌體的一定區域反映出來。如舌尖候心肺，舌中候脾胃，舌根候腎，舌邊候肝膽，舌實際上是臟腑的縮影。中醫治療中風後遺症，多採用活血化瘀法。而針刺舌體某些穴位能疏通經氣，調整氣血，能擴張腦血管使腦血流量增加，並能改善大腦生理功能，從而改善「內結血瘀」的病理狀態。

處方2 ❷

【取穴】風府、啞門、下啞門、風池。

【治療原則】醒神復原。

【操作方法】病人取俯首坐位，風池穴，用28號2寸毫針進針1.5寸深，感應傳至頭顱側面；風府穴、啞門穴用28號3寸毫針進針2～2.5寸身，風府穴針刺感應達頭腦內部，啞門穴針刺感應可由病側肢體傳向足部，2穴氣至病所，微行手法後，將針退到0.5～1寸深。每日或隔日1次。留針30分鐘。留針時病人頭部有沈重感。

【適應病症】中風癱瘓。

【臨床療效】治療106例，治癒率68%，總有效率96%。

【經驗體會】「醒神復原」是促進「腦神」恢復的一種針刺治療方法，王清任在《醫林改錯》中提出：「凡病左半身不遂者歪斜多半在右、病右半身不遂者，歪斜多半在左。」《千金方》提出：「頭者，人之元首，人神氣所注，氣血精明，三百六十五絡皆上注於頭。」頭者，諸陽之會，腦絡居中，腦絡者，腦之血脈也。中風病變的發生係腦絡血脈瘀滯，腦竅閉

---

❷ 韓育斌，〈醒神復原針刺法治療中風癱瘓106例〉，《陝西中醫函授》，1990, (2)：42。

阻，神明失司所致。針刺取後項部穴位，後項部有督脈經和膀胱經循行，督脈經為「陽脈之海」，從腦戶穴處入腦，膀胱經下聯於腎，受真氣的溫煦，針刺可疏調經脈，開竅通腦。後項部又為神經經過之處，針刺風府穴、啞門穴可改善腦血供應，促進腦與肢體血脈循環。

風池穴、風府穴針刺感應必須放散到頭腦部以通腦竅，啞門穴針刺感應必須放射到患肢遠端以活血脈。活血開竅可促使腦絡氣血通暢，瘀除滯通，腦神得以榮養，「元神」功能自可復原。

處方3 ❸

【取穴】人迎：令患者仰臥位，頸下放一枕頭，使頭盡力後仰，將頸前部充分暴露，在喉頭結節上緣引一橫線，在胸鎖乳突肌的前緣，手指觸及有很強搏動的頸動脈處做標記消毒。

【操作方法】用左手食指和中指，把胸鎖乳突肌和頸動脈拉向外側，右手拇指和食指持針的尖端，在標記部位，把針直刺4～5cm深，則有酸麻熱脹感，撚針約1分鐘（視病情而定，一般不留針）。每日1次。針刺時，鼓勵病人患側配合活動，儘量做伸屈運動。

【注意事項】1.針刺時仰臥位；2.穿刺部位和針應消毒；3.用26號3寸不銹鋼針，針刺一定要深達4～5cm，否則效果不佳；4.撚針時注意勿提插，以免穿破血管造成內流血，年老有動脈硬化者，取針後應在局部加壓揉壓幾下，以防滲血造成血腫；5.揉壓針刺局部時，一定手法柔和，如手法太重，易引起寶反射，誘發暈厥，當發生暈厥時，把患者置於頭低位置，足位為高則很快恢復。

【適應病症】中風偏癱。

【臨床療效】治療234例，其中痊癒（偏癱完全恢復，肢體活動自如，主要症狀消失者）99例，占42%；基本痊癒（肢體活動顯著好轉，肌力達4級以上，主要症狀大部分消失）102例，占43%；顯效（肢體活動明

❸ 胡玉珍等，〈針刺人迎治療中風偏癱〉，《山東中醫雜誌》，1991，(3)：29。

顯好轉，肌力達3～4級，主要症狀部分消失）25例，占11%；好轉（肢體活動有進步，肌力達1～2級，主要症狀減輕者）6例，占2.6%；無效（經治療後偏癱及症狀無好轉或惡化者）2例，占0.9%。總有效率99.1%。

【經驗體會】人迎穴針刺部位，從解剖學來看，是針刺頸交感神經幹頸上神經節，這一療法的刺激衝動，向上傳至腦幹血管中樞，它不僅抑制或中斷病灶處傳來的劣性刺激,而更重要的是通過一系列機能調節，達到機體平衡，改善大腦血液缺氧狀態，擴張腦血管、改變血管阻力，加速血流量，同時也解除因腦血流滯緩所引起的腦水腫和腦功能惡化，解除受壓迫的腦神經血管，促進大腦機能恢復。通過臨床體會到，針刺人迎穴治療中風偏癱，效果尚滿意。但必須操作方法得當，取得病人的配合，針刺的患者必須相應的活動患側肢體，平素需經常肢體功能鍛鍊，癱瘓肢體就能儘快恢復，言語不清者，需配合語言訓練。若病程較長，多發性腦梗塞，體質虛弱，針刺時患者又欠配合，平素肢體功能鍛鍊缺乏，則效果欠佳。

處方4 ❹

【取穴】主穴顳三針：在偏癱對側顳部，耳尖直上入髮際2寸處為第1針，以此為中點，同一水平向前後各移1寸處，分別為第2針、第3針。配穴：四神聰、風府透啞門、四關穴（雙側太衝、合谷）；如有語言不利加「舌三針」（廉泉穴前1寸處為第1針，左右各旁開1寸分別為第2針和第3針）；肩不能舉加肩三針；上肢癱加曲池、外關；下肢癱加足三里、懸鍾；血脂高加內關、三陰交、足三里。

【操作方法】主穴選用30號1.5～2寸不銹鋼毫針，患者取仰臥或側臥位，常規消毒後，針尖向下與頭呈15～20度角慢慢撚轉刺入，深度為1.5～2寸，行先撚轉後提插手法。至患者有局部麻脹或脹痛感或此種感覺向頭部的各部位放散後，留針30分鐘，中間行針1次。每日針刺1次，

❹ 靳瑞等，〈顳三針治療中風後遺症的臨床觀察〉，《中國針灸》，1993，(1)：11。

10次為1療程，療程間休息3天。第3個療程開始隔日針1次，共治療3個療程。

【**適應病症**】中風後遺症。

【**臨床療效**】共治療108例，其中基本痊癒29例，占26.85%；顯效48例，占44.45%；有效27例，占25%；無效4例，占3.7%。總有效率96.3%。

【**經驗體會**】顳三針為靳瑞教授創用，它是根據局部、鄰近取穴與循經遠道取穴相結合的原則，通過長期實踐經驗總結而成。取穴重點在頭部顳側，因頭為諸陽之會，手足三陽經皆會於頭。頭顳部因足少陽膽經在此曲折循行分佈，血管神經在此也分佈豐富，針刺該區顳穴有疏通經絡氣血、加強局部血液循環，同時又有平肝熄風、清肝膽之火、鼓舞少陽生發之機的作用；四神聰醒腦開竅；風府、啞門疏通腦絡，均為治療腦部疾患的要穴；開四關可增強平抑肝風和舒筋活絡、調整全身氣血的作用。臨床觀察表明：顳三針治療中風，安全效優、針對性強，尤其痊癒率較高，它可彌補體針或一般頭針療法的不足，是治療中風後遺症較好的方法之一。

處方5 ❺

【**取穴**】上肢取商陽通合谷，曲池通肩髃，少海通養老，曲池通陽溪；下肢取髀關通梁丘，足三里通下巨虛，環跳通陽關，陰陵泉通懸鍾。

【**操作方法**】取18～20寸的芒針，採用分流針法和對峙針法。「分流」是指在同一經絡線上，2支芒針在靠近病灶地方向相反方向進針，達到分流程度；「對峙」是指在同一條經絡線上，2支芒針從相反兩個方向向同一個方向或病灶進針，針尖達到幾乎相接的對峙程度。選好芒針穴位，施針醫生雙手拇指與食指緊握芒針距針尖3分處，吸住氣，用足力，使氣由手之三陰經達到雙手指間，正當運足指力時，猛刺皮下稱開針，針尖到達皮下組織轉為針體的行進階段稱進針。對於四肢的芒針穴道，在開

❺ 郭新強，〈芒針治療中風後遺症100例〉，《陝西中醫》，1993，(10)：465。

針時，針尖與皮膚呈60度角，進針時便改為25度角。退針，右手提握針柄，慢慢將針體從穴道拔出，隔日針刺1次，10次為1療程，每次取2～4條穴道，留針20～40分鐘。

【適應病症】中風後遺症。

【臨床療效】100例中，痊癒（治療後，臨床症狀消失，肢體功能恢復）26例；顯效（口舌歪斜，舌強語謇，肢體麻木，腫脹等症狀消失，仍有兩側手握力不等）54例；有效（部分症狀消失好轉）12例；無效（治療中症狀有所緩解，停刺後恢復原狀者）8例。總有效率92%。

【經驗體會】中風後遺症，致殘率，死亡率較高，運用芒針治療有其特點，芒針外形粗而長，針長24寸，以「長」取效，針粗1mm，以「粗」祛病。《靈樞‧官針篇》指出「九針之宜各有所為，長短大小各有所施也，不得其用病弗能移。」又說「病大針小氣不泄瀉，亦復為敗。」中風偏癱後，患肢對針感反應遲鈍，一般治療難以達到激發經氣的目的，而芒針通過循經通穴，則有它獨特的療效，用針少，刺激量大，得氣快而迅速，能夠同時疏通經、絡、筋、皮，達到通經絡，調陰陽，行氣血，開壅通塞的目的。

處方6 ❻

【取穴】主穴：風池、通里、金津、玉液。配穴：神昏配百會、內關；痰濁盛配豐隆；瘀血甚配血海、肝俞；肝陽上亢配百會、太衝；氣虛配足三里；腎虛配腎俞、太溪。

【操作方法】提插撚轉，平補平瀉，每日針1次，急性期每日2次。金津、玉液以三棱針點刺放血，1週2次，30天為1療程。

【適應病症】中風失語。

【臨床療效】治療126例，其中基本治癒（思維正常，語言流利，談

---

❻ 李淑萍，〈針刺治療126例中風失語臨床觀察〉，《甘肅中醫學院學報》，1994, (2): 38。

話如常人）41例，占32.54%；顯效（思維基本正常，語言較流利，時有口吃現象）51例，占40.47%；進步（語言有所恢復，發音構音較清楚，語言不夠流利，口吃嚴重）29例，占23.02%；無效（治療後無變化或惡化）5例，占3.97%。總有效率96.03%。其中腦出血36例，顯效34例，顯效率94.4%；腦梗塞90例，顯效53例，顯效率56.66%。60歲以上44例，顯效19例，顯效率43.18%；60歲以下82例，顯效67例，顯效率81.17%。

【經驗體會】中風失語與心、腦、腎有關，由腎精虧損，津液不能上承，痰血互結，蒙閉心腦，舌竅失靈所致，治以醒腦清心，疏通氣血，扶正開竅。風池為手足少陽與陽維之會，有醒腦開竅，疏通經絡，行氣化瘀之功，主治語謇；通里為手少陰心脈之絡，能宣通心氣、清心開竅，主治暴瘖不語；金津、玉液二穴在舌下靜脈上，針刺放血有化瘀祛痰，通竅解語之功。四穴配用能清心醒腦，疏通經絡，故能開通舌竅，恢復語言功能。通過針刺治療後，使機體經絡氣血得到疏通，增加腦血流量，降低組織器官血管阻力，使經脈暢通，氣血運行正常，從而達到治療失語的作用。

處方7 ❼

【取穴】照海、申脈。

【治療原則】虛則補之，實則瀉之。

【操作方法】用30號0.5～1.5寸長毫針直刺照海、申脈穴，照海刺入0.5～1寸，申脈刺入0.2～0.3寸，行撚轉提插開闔補瀉法，足外翻補照海穴，瀉申脈穴；足內翻瀉照海穴，補申脈穴，留針40分鐘，每10分鐘行針1次，每日治療1次，10次為1療程，療程間隔5～10天。

【適應病症】中風後遺症足內外翻。

【臨床療效】110例中風後遺症足內外翻患者，經1～3個療程針刺治

---

❼ 桂清民，〈平調陰陽蹺脈治療中風後遺症足內外翻110例臨床觀察〉，《針灸臨床雜誌》，1994，(3): 18。

療後，足內外翻症狀全部糾正，順利進行下肢功能鍛鍊。

【經驗體會】陰陽蹻脈為奇經八脈中2條，分別從下肢內外側上行至頭面、溝通、聯絡著十二經脈，陽蹻脈主持陽氣，陰蹻脈主持陰氣，分佈於下肢內外側的陰經和陽經有著統率和協調作用，兩脈具有交通一身陰陽之氣，調節肢體運動的作用，能使下肢靈活矯捷。中風後遺症足內外翻是由中風後，氣虛血滯或痰濁瘀血留滯經絡，氣血瘀滯，脈絡閉阻，經絡臟腑功能失常，陰陽偏頗而為病。《難經‧二十九難》曰「陰蹻為病，陽緩而陰急；陽蹻為病，陰緩而陽急。」陰蹻脈氣失調，會出現肢體外側肌肉弛緩而內側拘急，可導致足內翻，為陰實而陽虛；陽蹻脈氣失調，會出現肢體內側肌肉弛緩而外側拘急，可導致足外翻，為陽實而陰虛。照海、申脈穴為八脈交會穴，通於陰陽蹻脈，照海、申脈亦為陰陽蹻脈所起部位，能通調陰陽蹻脈氣機，針刺照海、申脈穴，瀉實補虛，平調陰陽蹻脈，可使陰陽蹻脈氣機運行復常，足內外翻症狀得以糾正。針刺時應注意要明辨虛實，勿犯虛虛實實之戒。

處方8 ❽

【取穴】上肢：大椎、肩井、巨骨、臑俞、肩貞、肩髃、臂臑、手五里、曲池透少海、手三里、陽溪、合谷透後溪、四瀆透郄門、支溝透間使、外關透內關。下肢：命門、腎俞、腰陽關、白環俞、髀關、伏兔、梁丘、犢鼻、足三里、上巨虛、解溪透申脈、環跳、承扶、殷門、風市、陽陵泉透陰陵泉、懸鍾透三陰交、委中、承山、崑崙透太溪。頭部：地倉透頰車、四白透地倉、人中透地倉、太陽透率谷、迎香透睛明、攢竹透絲竹空、下關、承漿、翳風。隨症選穴：失語加廉泉；痰多加豐隆；大、小便失禁加關元、中極；肝陽上亢加太衝。

【操作方法】患者取側臥位，患側向上，自上而下依次取穴、每穴力求獲得較強針感，針刺入後，留針30～40分鐘，留針期間一般不行針，

❽ 楊世榮，〈針刺治療中風後遺症42例體會〉，《河南中醫》，1994，(6)：360。

10天為1療程，療程間休息3～5天。在此期間，根據病情恢復情況，逐步減少取穴。

【適應病症】中風後遺症。

【臨床療效】治療42例，痊癒26例，有效11例，顯效4例，無效1例。其中1個療程內恢復者5例，2個療程內恢復者24例，3個療程內恢復者7例，4個療程內及以上者6例。

【經驗體會】中風之後遺症，其臨床突出表現為半身不遂。中醫認為此證之癱為邪實，為標；而其本為正虛，故宜標本兼治，在祛邪（激發經氣、疏通經絡、調和氣血）的同時，尚需補益正氣（協調陰陽、補益臟腑、益腦通瘀）。筆者認為循經取穴，取穴宜多不宜少，針刺宜深不宜淺。《內經》對治療此證曾有明訓：「偏枯，身偏不用而痛，則巨針取之，益其不足，損其有餘，乃可復也」。此處所謂之巨針，是為長針，需深刺。而在不可深刺之處，多取幾穴，使經氣得以貫通，以達長針之效，恰合先賢明訓。用透穴針法，以協調陰陽，補益臟腑，扶正祛邪。從配穴處方看，除面部的透穴外，肢體上的透穴均為由陽經向陰經透刺，一針貫通陰陽兩經，使陰陽兩經經氣得以協調共濟，機體偏頗之陰陽得以平復。再者，肢體上的透穴，多為「四關」以下的腧、原穴，這些特定穴均為臟腑原氣匯聚之處，針之使十二經脈經氣旺盛、經絡通暢，臟腑功能充足，偏癱自然痊癒。配取督脈腧穴，以協調諸陽經，並可益腦通瘀。其一，督脈為「陽脈之海」，為手足三陽經之會，可「總督諸陽，故少而精的取穴對全身陽經經氣可起協調共濟之效」。從經絡學角度看，手足陽經的經脈，經筋循行均與督脈關係密切；從現代醫學角度看，支配上下肢運動的神經叢，分別從脊神經的頸叢和腰、骶叢發出，故在頸椎處取大椎穴以協調手三陽，在腰、骶椎處取命門、腰陽關穴以協調足三陽。其二，中國醫學及現代醫學均認識到此症的發病病位在腦，而督脈及諸陽經的經脈循行均與腦的關係密切。《內經》曰：「督脈入屬於腦」。

又曰:「腦為髓之海,其腧上在其蓋,下在風府。」腦的上下腧穴百會、風府,均屬督脈腧穴,可見督脈的經脈循行和腦有直接聯繫,故取百會、風府,加上各陽經諸多特定穴,對腦病灶瘀血的吸收、腦功能的恢復,均大有裨益。其三,中國醫學認為,腦和腎的關係密切,「腦為髓之海」,髓海有餘,則輕勁多力;而腎主骨生髓、故取命門及腎俞穴,可補腎壯陽,增其藏精、生髓之力,髓足上注充實於腦,可達益腦化瘀之效。實為標本兼顧之舉。

處方9 ❾

【取穴】主穴:關元、百會、風市。配穴:①合谷、足三里、豐隆。②溫溜、地機、血海。失語配加天窗、通里。

【操作方法】急性期(發病後10天以內):化膿灸,間日1次。恢復期(病程在10天～6個月以內者):麥粒灸,隔日1次,灸至皮膚潮紅;後遺症期(病程超過6個月以上者):雀啄加迴旋灸,灸至週身微紅汗出,每日1次,4週為1療程,休息2天,繼續下1個療程。

【適應病症】中風。

【臨床療效】治療60例,其中痊癒(偏癱等症狀基本消失,能徒步行走,生活簡單自理,上肢肌力恢復4～5級以上)8例,占13.3%;顯效(偏癱等症明顯改善,能步行,上下肢肌力恢復2級以上)32例,占53.3%;好轉(偏癱等症恢復有進步,上、下肢肌力恢復1級以上)20例,占33.3%;無效(治療前後偏癱等症無改變)0例。總有效率100%。本法對急性期及後遺症期,效果尤佳。

【經驗體會】中風患者,急性期不宜針刺,內經曰:針所不及,灸之所宜。中風早期,元氣先傷,針之恐損其不足,故重以灸法,即可益氣調所偏,又能疏經絡、通氣血,使十二經脈、營衛氣血調和。中期,由於身體兩側陰陽氣血不均衡,病理上的惡性循環造成體內代謝產物堆

❾ 周敬佐,〈灸治中風60例〉,《遼寧中醫雜誌》,1994,(11):521。

積，氣血瘀滯不行，故以灸法，行氣活血，條達經氣，均衡陰陽。後期，病久體衰，陽氣不達，血脈失暢，患肢失於溫煦，陰寒內生，主要表現為寒滯經脈，氣血不通，肢體拘急，關節僵化，屈伸不利，足底內翻等。氣血得熱則行，遇寒則凝，故以灸法，溫陽化滯，通利關節，並使之汗出，邪隨表解，正氣內生。本病多發於中老年患者，此期，人的生理功能衰退，免疫力降低，而血液流變學改變更為其重要臨床指徵，主要表現為全血粘度升高，紅細胞壓積增高等，近代有關血液流變學方面的研究資料表明，引起血液流變學異常很大程度上與機體的免疫功能異常有關，而現代研究同時也證明，艾灸對於多種免疫系統疾病具有良好的治療作用，並能有效地降低血液粘度、細胞壓積及血小板聚集和粘附性，對改善微循環、增加腦血流量、改善腦組織功能等，有良好的治療作用。

處方10 ❿

【取穴】以舌繫帶左右兩側舌根與下齶交界處水平線上，每0.5cm取一穴，左右各取三穴。

【操作方法】病人端坐或仰臥，頭稍後仰。令其張口，舌體上捲，舌尖抵上齶。用14cm無齒鑷挾持消毒棉球少許，置於舌下根部，將舌體抵向上齶。取26號4寸不銹鋼毫針，每穴向喉結方向扇形刺入1～1.5寸，快速提插撚轉，以舌下脹麻為度，立即出針。出針後挾持乾棉球按壓片刻，以防出血，各穴針完後，令其閉口候氣，1日1次，10次為1療程。

【適應病症】中風流涎。

【臨床療效】治療100例，其中顯效（2個療程內流涎完全消失）62例，占62%；有效（2個療程流涎明顯減輕）31例，占31%；無效（2個療程流涎無變化）7例，占7%。總有效率93%。

【經驗體會】流涎是中風病常見的症狀之一，祖國醫學認為「脾主涎」，涎為脾主液，中風流涎因脾運失司，津液敷佈失常所致。治當調理

---

❿　劉孝友，〈舌下針治療中風流涎100例〉，《中醫外治雜誌》，1995，(4)：11。

脾運，恢復正常津液敷佈功能。據「脾經連舌本，散舌下」之理論，於舌下取穴刺之，可激發脾臟健運之功能，使津液敷佈正常，從而達到止涎目的。治療流涎傳統取金津、玉液二穴，皆位於舌體上，但舌為肌性組織，神經血管豐富，針刺易出血，且痛苦大，病人難以接受，操作不方便。本法取穴與金津、玉液臨近，但可避其不足，且有操作方便、安全、痛苦小、病人易接受、療效滿意之優點。

現代醫學認為流涎與面神經有關，面神經感覺支有從腦橋涎核發出的副交感纖維，支配舌下腺、頜下腺及淚腺的分泌。中風病人面神經常合併受損，調節腺體分泌的功能失調。本法取穴距腦橋涎核較近，通過針刺反射作用，可能調節副交感纖維對腺體的支配，恢復正常分泌功能，從而控制流涎。

處方11 ⓫

【取穴】主穴：人迎、陽陵泉、太衝。同時配合對症取穴，如伴失語可配啞門、湧泉、廉泉；伴尿瀦留者可配中極、三陰交；伴患手握拳困難者可配後溪。

【操作方法】(1)主穴人迎：令患者仰臥位，頸項下放一小枕頭，使頭盡力後仰，將頸項部充分暴露，在喉頭結節上緣引一橫線至胸鎖乳突肌前緣之交點處取人迎穴。穴位以碘酒和酒精棉球消毒後，術者右手持28號2寸不銹鋼針，左手食指將頸總動脈推向外側，然後以套管進針法進針，直刺4～5cm深，針尖直抵頸椎橫突骨面，當針下有阻力感時，施以雀啄手法，使酸、麻、脹、熱感傳至同側肩或手指，但切忌大幅度提插，以免穿破血管造成內出血。(2)輔穴：陽陵泉、太衝均用套管無痛進針法進針。陽陵泉深刺，直透陰陵泉，針感抽麻至足。太衝宜向足跟深刺1.5寸，針感抽麻至足底並沿肝經向上傳導者佳。輔穴均施平補平瀉手法。主穴留針10～15分鐘，輔穴留針20～30分鐘，每日針一側，左右交換，

⓫ 劉貴仁，〈針刺治癱三穴治療中風偏癱234例〉，《陝西中醫》，1995，(10)：463。

10次為1療程。

【適應病症】中風偏癱。

【臨床療效】治療234例，其中基本痊癒（癱瘓肢體及失語，面癱，尿瀦留等症狀完全消失，功能均恢復正常，肌力與健側相似，可以恢復工作或從事家務勞動）99例，占42.3%；顯著進步（經針刺2～3個療程，癱瘓肢體肌力恢復到4級以上，僅較健側稍差，失語，面癱症狀消失，排尿功能恢復正常，下肢能獨立行走或稍帶跛行，上肢活動自如，僅握力較差，生活自理，部分病人亦能從事輕工作）102例，占43.6%；進步（經針刺3個療程，癱疾肢體肌力恢復到1級以上，或尚有某個部分功能未恢復，如失語未復或手不能握物，部分生活需人幫助）31例，占13.2%；無效（經針刺3個療程以上，症狀無改善或惡化者）2例，占0.9%。總有效率99.1%。

【經驗體會】現代醫學研究證實，當腦血管阻塞時，腦組織則呈缺血缺氧狀態，並通過神經反射，使鄰近正常的腦血管為生病理性痙攣，同時中樞系統調節全身的代謝過程也受到影響。肝膽為人體陰陽開闔出入升降運動的總樞紐，肝主開闔升降，膽主開闔出入，主潤宗筋，幹旋臟腑，「治痿獨取陽明」，但中焦脾胃無肝膽不決。太衝穴屬肝經，陽陵泉穴屬膽經，人迎穴屬胃經。三穴相配，主輔協調，通瘀消痰，升清降濁，能使血管擴張和加速血流量，能降低血粘稠度和細胞集聚，促進腦血管側枝循環的建立，改善病灶周圍腦細胞的缺血缺氧狀態，起到活血化瘀的作用。從現代解剖學來看，人迎穴周圍佈有頸皮神經，面神經頸支；下層為頸動脈球，最深層為感神經幹，外側有舌下神經降支及迷走神經。針刺頸交感神經幹，頸上神經節，產生刺激衝動，並向上傳至腦幹血管中樞，它不僅抑制或中斷病灶處傳來的劣性刺激，而更重要的是通過一系列機能調節，擴張血管，加速血流，解除腦水腫及受壓迫腦神經血管，促進大腦機能的恢復。太衝有衝要，通道之義，因此處正當太

衝脈與足厥陰肝脈交匯之地，故名太衝。肝主升，樞調氣血至腦，有充
「上氣」之功。陽陵泉乃八會穴之筋會，此穴正當腓總神經之處，有主
治半身不遂，下肢痿痹之功能。

《針灸甲乙經》記載：「人迎穴，禁不可灸，刺入四分，過深不幸殺
人。」由於人迎穴位於頸動脈三角內，因此必須操作方法得當，雖然可直
刺4～5cm深；但切勿傷及迷走神經頸動脈竇後壁的特殊結構。同時囑患
者必需密切配合，每天至少活動患肢3～4次，並注意語言訓練，以促使
早日康復。

處方12 ⓬

【取穴】雙眼針下焦區、雙上焦區、雙肝區、雙腎區。

【操作方法】選用0.38mm×13mm毫針，病人取仰臥位或端坐位，
常規消毒後，雙下焦區採用內刺法，雙上焦區、肝區及腎區均採用外刺
法，進針得氣後留針15～20分鐘，不行針，留針期間囑病人帶針肢體鍛
鍊，主動運動為主。若不得氣，採用雙刺法加刺1針。出針時要緩慢，且
需乾棉球按壓1分鐘左右。每日針刺1次，10次為1療程，療程間休息2～
4天。

【適應病症】中風後遺症。

【臨床療效】治療98例，其中臨床痊癒（語言及肢體運動恢復正常，
生活完全自理或恢復正常工作）36例；顯效（語言明顯恢復，肌力在4級
以上，生活基本自理）42例；好轉（語言有一定恢復，肌力在3級以上，
生活部分自理）17例；無效（治療前後的症狀、體徵無改善或改善不明
顯，生活仍不能自理）3例。總有效率97%。

【經驗體會】中風是以突然口角歪斜、語言不利、半身不遂甚至突
然昏仆、不省人事為特徵的一類疾病，多起病急而變化迅速，屬本虛標

實證，在本為肝腎不足，氣血衰少；在標為風火痰熱壅盛，氣血瘀阻。眼針療法屬針灸的一種特種針法。中醫認為人體是個有機的整體，五臟六腑，肢體關節，五官九竅，皮肉筋骨等靠經絡互相聯繫，《素問·五臟生成篇》指出：「諸脈者皆屬於目」、「五臟六腑之精氣皆上注於目」。又華元化曰：「目形類丸……內有大絡六，謂心、肺、脾、肝、腎、命門各主其一；中絡八，謂膽、胃、大小腸、三焦、膀胱各主其一；外有旁小細絡莫知其數。皆懸貫於腦，下連臟腑，通暢血氣往來以滋於目。故凡病發，則有形色絲絡顯現而可驗內之何臟腑受病也……。」用「觀眼識病」之法，觀察病人眼部「形色絲絡顯現」而驗證多數中風病人以肝腎受病為主；根據觀眼取穴、循經取穴原則，而取雙側腎區、雙側肝區以治其本；根據病位元取穴原則，上肢癱瘓加取雙側上焦區，下肢癱瘓加取雙下焦區；口角歪斜、語言不利為肝風挾痰走竄經絡所致，病位屬上焦，故仍取肝區、上焦區。諸穴共奏補益肝腎，通暢氣血，熄風平肝，疏通經絡之效。

　　臨床觀察，眼針治療中風半身不遂療效甚佳，且療效迅速，可以收到明顯的患肢主動抬高的即刻效應，有的還有下床行走的即刻效應，患者極為滿意。眼針簡便，安全無痛苦，病人還可以帶針進行肢體主動運動鍛鍊。臨床發現眼針留針對患肢運動鍛鍊及肢體功能的恢復比不帶針鍛鍊要迅速得多。同時還觀察到部分患者因中斷眼針治療而使患肢抬高效應出現降低現象，這表明不中斷眼針治療是提高療效的重要環節。中風半身不遂患者因活動受限而多數伴有大便秘結、煩躁易怒等症，患者一般針刺3～7次後大便基本恢復正常，且情緒穩定。表明眼針治療可幫助病人消除不良心理活動，穩定情緒，恢復大便正常規律，從而也提高了療效。

處方13 ⓭

【取穴】主穴取血管舒縮區1/5（雙）、運動區上1/5（雙）、腎俞（雙）、關元俞（雙）、湧泉（雙）、次髎（雙）、白環俞（雙）、三陰交（雙）。配穴：臑俞、手三里、髀關、足三里。

【操作方法】頭針：用1.5寸30號毫針，在選穴的刺激區上經消毒後於該區上1/5處向雙側各刺1支，每針刺入皮下深1～1.2寸，然後將針接上電針治療儀，選用可調波、頻率為每分鐘240～360次，電流強度以患者能耐受為限，每次15～20分鐘，10～15次為1療程，休息3～5天，再行第2個療程（血管舒縮區與運動區交替使用）。體針：一般在頭針後進行，每天針刺1次，每次8～9穴。得氣以酸、脹、麻為佳，針感應向患肢遠端傳，針刺次髎、白環俞兩穴時，應使針感向前下腹部或會陰部傳導，用平補平瀉手法後，留針30分鐘。

【適應病症】中風二便失禁。

【臨床療效】治療43例，其中痊癒（全癱病人症狀及體徵基本消失，生活能自理，恢復部分工作能力，大小便恢復正常）16例；顯效（全癱病人可扶拐行走，扶拐行走者恢復到生活能自理，大小便能控制，但控制時間不長，夜間偶有遺尿）16例；進步（癱瘓肢體功能有所好轉，大便基本能控制，有尿意但難控制，夜間遺尿）10例；無效（經治療無好轉）0例；死亡（在治療中死亡）1例。痊癒顯效率74.4%。

【經驗體會】取血管舒縮區及運動區是利用頭皮相應投射區進行針刺，能反射性增加大腦皮層的氣血流通，有利於側枝循環的建立，改善皮層缺氧狀態，促進病灶的修復和周圍區域的代償作用，兩區位於頭頂部，針刺該區有行氣活血，疏通經絡，且有醒腦開竅作用，而配合腎俞、關元俞及湧泉，腎俞為腎之背俞穴，關元俞位於腰部，而腰為腎府，湧

⓭ 李勇，〈針刺補腎益腦法治療中風二便失禁43例療效分析〉，《針灸臨床雜誌》，1996，（5，6）：85。

泉是腎經井穴，均可補益肝腎之精血，四穴合用達到滋水涵木，疏通全身氣血之作用，促進中風癱瘓肢體功能恢復。大小便失禁配以次髎、白環俞、三陰交，次髎、白環俞均為膀胱經經穴；膀胱與腎相表裏，三陰交為肝、脾、腎三經交會之處，貫通三經之氣，腎司二便之開合，針刺三穴能補益三經之氣血，調補腎氣，使腎司二便固攝有度，配合頭針與腎俞，關元俞等補益肝腎之精血，促進二便功能的恢復，現代醫學認為排便高級中樞在大腦旁中央小葉丘腦下部及腦幹，但低級中樞在骶髓2～3節段，而次髎位於第二骶後孔中，白環俞穴其深層為陰部神經，針刺次髎、白環俞時使針感向前下腹或會陰部傳導，可反射性興奮低級與高級排便中樞，配合頭針治療而促進二便功能的恢復。

處方14 ❹

【取穴】第1組：「督脈十三針」，即百會、風府、大椎、陶道、身柱、神道、至陽、筋縮、脊中、懸樞、命門、腰陽關、長強。另一組穴取患側肢體穴位。軟癱者可取手、足三陽經的穴位：上肢取肩髃、曲池、外關、合谷、八邪；下肢取梁丘、足三里、陽陵泉、絕骨、解溪。硬癱者取手、足三陰經的穴位，隨症選取。

【操作方法】每日取1組穴，2組穴交替選用。針刺手法，即在中醫辨證的基礎上，依據「實則瀉之，虛則補之」的原則，分別施以提插撚轉之補瀉手法，其手法的頻變與強度以患者能耐受為度，然後留針30分鐘。10次為1療程，療程與療程之間可酌情休息3～5天。

【適應病症】中風。

【臨床療效】參照1986年6月中華全國中醫學會制定的《中風病中醫療效評定標準》。治療50例，其中基本痊癒20例，占40%；顯效20例，占40%；有效8例，占16%；無效2例，占4%。

【經驗體會】中風病變部位主要在腦。將其病因、病機歸納起來，

❹ 王利，〈督脈十三針為主治療中風50例療效觀察〉，《中國針灸》，1996, (6): 9。

主要是虛、火、風、痰、氣、血等六方面在一定條件下互相影響、互相作用的結果，從而導致了中風的發生。其治療無非是補虛、清火、熄風、化痰、調氣、活血化瘀。針刺督脈在中風的治療中之所以有著其獨到的療效，主要在於督脈總督一身之陽脈，為陽脈之海。督脈上行至風府，入於腦，故與腦、脊髓有著密切的關係。針刺督脈可以振奮陽氣，疏通經絡，健腦補髓，醒腦開竅。另外，督脈與任脈相通，一陽一陰，相互協調，以調節全身五臟六腑之功能，疏通阻滯經脈之氣血。取一經之穴，起到了疏通多條經脈之作用，故「督脈十三針」不失為治療中風之良方。

處方15 ⓯

【取穴】第1針：舌伸出按住靠近舌尖正中直刺至舌根；第2針：在舌尖左邊直刺達舌根；第3針：在右側的舌尖部沿右側舌邊向舌根直刺達根部。

【操作方法】以上3針均為瀉法強刺激，不留針，每日針1次，7次為1療程。

【適應病症】中風後遺症語言障礙。

【臨床療效】治療12例，其中痊癒（經治療後舌體麻木，僵硬，語言不利消失，語言反應正常）10例；改善（經治療後舌體麻木僵硬，語言不利）2例。總有效率100%，其中治癒率83.3%，治癒時間最長14次，最短3次。

【經驗體會】中風後遺症口角歪斜、舌體麻木、僵硬、語言不利等症狀，多與心肝脾腎有關，心藏神主血脈，開竅於舌，且心經別絡上行與舌體相連，故舌是調整氣血運動的重要樞紐；肝藏血主筋，其經沿著喉嚨後方督脈會合於巔頂，若肝血不足不能養筋，筋脈失養，則舌短失靈；脾開竅於口，其經脈連舌根下，舌為脾之外候也，所以脾的運化功

⓯ 陳豔環，〈舌三針治療中風後遺症語言障礙12例臨床體會〉，《針灸臨床雜誌》，1996，(10)：12。

能則與舌體密切相關；腎藏精主水，其經沿著喉嚨挾舌根部，若腎陰不足不能滋養舌根，則舌質僵硬麻木，故而語言不清。因此針刺舌體以得到調整氣血，疏通經絡的目的，可使人體五臟六腑氣血津液、經絡血脈運行正常，故而語言自癒。

處方16 ⓰

【取穴】主穴：風池、翳風、完骨、內關、人中、三陰交。輔穴：上廉泉、金津、玉液、百會。肝陽暴亢、痰火流竄型配太衝；心脾氣虛、痰瘀阻痹型配豐隆、血海；肝腎陰虛、風陽上擾型配太溪、四神聰；小便失禁者配氣海、關元；口歪者顏面陽明經筋排刺；肢體不遂者配極泉、尺澤、委中。

【治療原則】醒腦導氣，通關利竅為主，疏經活絡，祛瘀化痰，補益腦髓為輔。

【操作方法】先刺雙側內關穴，直刺0.5～1寸，行撚轉提插相結合的瀉法1分鐘。繼刺人中，向鼻中膈斜入0.5寸，施雀啄手法，以患者流淚或眼球濕潤為度。再刺雙側三陰交，直刺1～1.5寸，行撚轉提插補法1分鐘。風池，向喉結方向震顫進針2～2.5寸，行小幅度高頻率撚轉補法1分鐘，翳風、完骨兩穴之操作同風池。上廉泉刺向舌根部，入針2～2.5寸，施提插針法。金津、玉液隔2日點刺放血。百會沿經平刺0.5寸，行撚轉補法。極泉、尺澤、委中均入針1～1.5寸，行提插瀉法，令針感向肢體遠端傳導。每日上、下午各施治1次，頭頸部穴針刺要求以患者咽喉部產生酸麻脹感為度。

【適應病症】中風性假性延髓麻痹。

【臨床療效】300例患者平均治療49.5天，臨床痊癒189例，顯效71例，有效32例，無效8例，治癒率63%，總有效率97%。

⓰ 蔣戈利等，〈通關利竅針法治療腦中風性假性延髓麻痹300例〉，《上海針灸雜誌》，1997，(2)：17。

【經驗體會】中風性假性延髓麻痺，是腦中風的常見的嚴重併發症，係支配延髓顱神經運動核的核上性損害所致，以構音、言語障礙、咀嚼、吞咽困難和情感障礙為臨床特徵。屬中醫瘖痱和喉痹範疇，筆者採用「通關利竅」針法治療，療效顯著。臨床研究發現本針法還可改善中風性假性延髓麻痺患者的血循環、血液流變學、腦血流圖和顱底動脈血流狀況，從而增加腦血流量。改善病損腦組織的血氧供應，促使病灶區域側枝循環的建立，促進中樞神經功能的恢復，重建上運動神經元對延髓運動核的支配，從而促使該病的康復。

處方17 ❶

【取穴】陽陵泉、居髎、秩邊、睛明、髀關。

【操作方法】(1)針刺方法：居髎、髀關、秩邊三穴要深刺，一般進針1.5～3寸，睛明穴進針0.1～0.2寸，只作輕微撚轉，不留針，出針時要按壓針孔防止出血。用撚轉提插補法，留針時間為30～40分鐘；(2)穴位注射：用參附液2ml穴位注射，髀關、居髎兩穴交替。每天針灸、穴位注射1次，功能訓練2次，每次15分鐘；10天為1療程，休息2天，再行第2個療程。

【適應病症】中風後髖關節鬆弛症。

【臨床療效】治療66例，其中痊癒41例，有效18例，無效7例，總有效率89%。

【經驗體會】中風病出現髖關節鬆弛，病在陰陽蹺脈，與足太陽、足少陽及足陽明經有關。針刺選用筋會穴陽陵泉、經筋所結之秩邊、居髎、髀關穴以及陰蹺脈之睛明穴（陰陽蹺脈的交會穴）能疏通經絡，調和氣血；配合穴位注射以溫陽益氣，筋得以濡養，屈伸有節。另外針灸治療中風病髖關節鬆弛症的同時，必須配合功能訓練：(1)雙橋式運動（雙

---

❶ 李建強，〈針灸為主治療中風後髖關節鬆弛症132例〉，《上海針灸雜誌》，1997，(4)：25。

腿屈曲，平踏床面，並由醫師幫助穩定雙膝，讓患者伸髖將兩臀部抬離床面）；(2)髖關節屈伸訓練（仰臥，醫者手握患者患足，使之背屈，並使做髖關節伸屈運動，不產生髖關節外展，要求患者保持、控制下肢的伸展，進行髖關節的屈伸訓練）；(3)下肢負重伸展訓練（患者坐於床沿，讓雙下肢垂於床邊，使下肢處於屈膝伸髖位，再練習將患肢抬腿至床上）。平時注意加強護理，使下肢處於功能位置，防止過度牽拉，防止攣屈，臥床時可以在臀部外側加墊棉墊，防止肢體外旋。

處方18 ⓲

【取穴】頭針生殖區、足運感區、三陰交、蠡溝、大敦、百會。

【操作方法】生殖區在頭頂額角處向上引平行於前後正中線的2cm長的直線，足運感區在頭頂前後正中線的中點旁開左右各1cm向後引平行於正中線的3cm長直線。以28號2寸針平刺入帽狀腱膜下，快速撚轉行針。大敦以0.5寸針快速淺刺，留針。蠡溝以2寸針向膝關節方向平刺1寸，兩穴靜以久留，不行針。三陰交直刺1.5寸，以針下有沈緊感為佳，可行撚轉、提插手法。每週治療5次，休息2天。

【適應病症】中風後尿失禁。

【臨床療效】治療23例，其中痊癒（尿失禁現象完全消失）6例，占26.1%；有效（尿失禁現象雖未完全消失，但每日遺尿次數較治療前減少2次以上）15例，占65.2%；無效（遺尿情況較治療前無明顯改善）2例，占8.7%。

【經驗體會】排尿是一種神經反射活動，尿失禁的直接原因是尿道內、外括約肌的鬆弛，造成尿液遺出。在大腦皮層、下丘腦、中腦及延髓網狀結構存在膀胱排尿的高位中樞。直接受大腦皮層支配的陰部神經控制尿道外肌，興奮性使外括約肌收縮，阻止排尿。大腦皮層的高位中

⓲　王雷，〈針刺治療中風後尿失禁23例療效觀察〉，《黑龍江中醫藥》，1997，(4)：45。

樞又通過脊髓初級中樞對尿道內括約肌起興奮收縮作用。如果大腦皮層的興奮性作用消失，就會造成尿道內、外括約肌鬆弛，導致遺尿。可見大腦皮層的興奮性降低是造成遺尿的根本原因。中風之後由於腦組織的損傷，使大腦皮層的興奮性降低或不能正常下傳而導致尿失禁的發生。因此針對病因，取頭針生殖區、足運感區快速撚轉以興奮大腦皮層。蠡溝為足厥陰之別，……循經上睪，結於莖。足厥陰經病可見遺溺。故取肝經之本經本穴大敦，絡穴蠡溝。足三陰經均上循前陰，三陰交會三經之脈氣有治療遺尿的功能。百會可升陽固脫對尿失禁亦大有裨益。六穴配合共奏醒眩止遺的功效。大敦、蠡溝兩穴一淺刺、一平刺，不宜行針。中風後尿失禁病人或感覺遲鈍，或癡呆，難以自訴針感，更強調醫者寧心調神使氣達病所，方有良效。治療同時應督促病人養成定時排尿的習慣，有助於減少尿失禁的發生。

處方19 ⑲

【取穴】雙側陰陵泉、三陰交。

【操作方法】患者仰臥位，局部消毒後，以28號2寸毫針，垂直進針，中等刺激，針感以循經傳至下腹部為佳。再加以溫針，取1.5～2寸艾條套入針柄，點燃，燃燒2炷，針涼後出針。

【適應病症】中風尿瀦留。

【臨床療效】38例中，顯效（針後30分鐘內患者自主排尿，臨床症狀消除）20例，占52.6%；好轉（針後患者排尿困難緩解，但不通暢）14例，占36.9%；無效（針後不能自主排尿）4例，占10.5%。總有效率89.5%。

【經驗體會】尿瀦留是以排尿困難，甚則小便不通為主症的疾患，是中風患者急性期的常見症候，屬中醫「癃閉」範疇。中風是由於肝腎陰虧，陽亢風動，氣血逆亂，痰水內生，蒙閉清竅，阻塞經絡所致。由於腦竅不開，經絡不通導致膀胱氣化不利，故表現為小便不通。正如《素

---

⑲ 符曉敏，〈溫針治療中風尿瀦留38例〉，《北京中醫》，1998，(4)：53。

問‧靈樞蘭秘典論》所說：「膀胱者，州都之官，津液藏焉，氣化則能出焉。」病位雖在膀胱，但與肺、脾、腎三經有關。特別是腎與膀胱相表裏，膀胱氣化依賴於腎氣之蒸騰。三陰交為肝、脾、腎三經之交會，補脾以調節氣機，補肝腎以益陰固陽，腎氣蒸騰，則膀胱氣化有利。陰陵泉為脾經之合穴，功能疏利氣機，促進水液運行及膀胱氣化。再藉以艾火溫熱之性而溫通經絡，調暢氣機，使膀胱開合有度，小便得以排出。

現代醫學認為：針刺治療尿瀦留可使中樞和外周神經影響橋腦排尿中樞的興奮水平，進而調節膀胱功能，影響脊髓排尿中樞，引起逼尿肌收縮和尿道外括約肌開放，使膀胱排尿功能障礙得以排除。西醫治療尿瀦留，一般採用導尿方法，此法雖然能解決一時的痛苦，但不易從根本上治癒，還易產生泌尿系感染，更增加患者的病痛。溫針治療中風尿瀦留，簡便易行，安全可靠，便於臨床推廣。

處方20 ❷⓿

【取穴】督三針：瘂門、風府、下腦戶（風府穴上一橫指）。

【操作方法】用28號2寸銀製毫針。進針時採用俯伏坐位，將針直刺入上述穴位。針刺深度為1～1.2寸，稍作小幅度提插撚轉。然後在針柄上置橄欖核大小艾炷灸，共5壯，後起針，隔日1次，10次為1療程。

【適應病症】中風失語。

【臨床療效】治療35例，其中治癒（舌體僵硬、麻木消失，語言恢復正常）14例；顯效（舌體僵硬、麻木減輕，語言尚欠流利）18例；有效（仍有舌體僵硬、麻木，但能說單詞）2例；無效（治療前後無變化）1例。

【經驗體會】督三針治療失語，是根據督脈之特性、循行路線及腧穴的主治功效。督脈乃陽脈之海，陽維之會，有總督一身陽氣之功。其脈起於少腹，分支從小腹直上，入於喉嚨，當陽氣受遏，不能上於喉則

---

❷⓿ 林菲，〈督三針治療中風失語35例〉，《遼寧中醫雜誌》，1998，(8)：375。

必失語。溫通督脈之陽是治療失語的根本。瘂門穴，是督脈、陽維之交會穴，具有利舌增音、開竅醒神、散風熄風之功效，故為治療中風失語之要穴；風府是祛風之要穴，既能祛外風，也能熄內風，因此穴為督脈入腦之處，具有醒神清腦、熄風開竅的作用；下腦戶係臨床治療中的經驗穴，與上兩穴相配，能增強治療失語的功效。應用銀製毫針針灸瘂門、風府、下腦戶穴，是因其導熱性優於不銹鋼針，對激發督脈之陽氣具有更佳功效。

處方21 ㉑

【取穴】主穴：中脘、下脘、氣海、關元。配穴：滑肉門、外陵。

【操作方法】針刺前首先檢查肝、脾的大小及是否觸痛，確無陽性體徵即可施治。常規消毒皮膚後，根據腹壁脂肪及體型的胖瘦分別選用40～60mm長度的毫針對準穴位直刺，採用撚轉不提插或輕撚轉慢提插的手法，分3步進行。①候氣：進針後停留3～5分鐘。②行氣：候氣後再撚轉提插使局部產生針感。③摧氣：每隔5分鐘行針1次，加強針感使之向四周或遠處擴散。然後在神闕穴施以灸法，通過神闕來增強周圍的針感，留針30分鐘。每日1次，10次為1療程，治療2個療程。

【適應病症】中風尿瀦留。

【臨床療效】88例患者中痊癒77例，占75%；顯效9例，占20.4%；有效2例，占4.6%。總有效率100%。

【經驗體會】腹腔內臟腑集中，全身的氣血靠臟腑來調節。偏癱之症是氣血瘀滯，脈絡受阻所致，故治宜從調理臟腑的角度考慮，而且腹部諸穴調節臟腑的途徑最短，所以筆者選用腹針治療偏癱，療效顯著。

㉑ 高素秋，〈腹針治療中風偏癱88例體會〉，《甘肅中醫》，2000，(1)：41。

海峽兩岸中醫學界的空前巨獻

集合北京、山東、上海、江西、成都各中醫藥大學
及國立臺灣大學、元培科學技術學院多位學者共同
策畫編寫

現代中醫論叢

基礎理論類：中醫基礎理論學、中醫診斷學……等

　　介紹中醫學理論體系的重要專業基礎和入門課程，包括中醫理論體系的形成
和發展，陰陽五行、藏象、氣血津液、經絡、病因病機等重要基本學說，診察病
情、辨別證候的基礎理論知識和技能，中醫診療及防治原則等。

臨床診斷類：骨刺中醫論治、中風中醫論治、男科中醫論治、腎炎中醫論治、
　　　　　　血液病中醫論治……等

　　推動中醫藥運用，造福廣大患者，分類收錄當代各病症內服、外敷、熏洗、
離子導入、針灸療法之名方、驗方、有效良方，並依症狀臚列方藥組成，不僅條理
層次分明、內容詳實，更便利讀者查閱應用。這些方藥和療法的系統資料，定能開
擴讀者臨證思路，提高診療水準。

病案討論類：當代中醫婦科奇症精粹……等

　　依各類病症收錄作者留心積累之典型案例，並精選近四十年來著名中醫書刊
奇症驗案效方，每類皆先論理再列治法、方藥、驗案，最後以按語注釋闡明個人觀
點體會，搜羅廣泛，嚴謹而詳實。

探索醫療之心
重獲生命尊嚴

生命的尊嚴
——探討醫療之心

現代醫療藉助科技，成功地治癒許多疾病，挽回無數生命。但在此一過程中，患者卻逐漸被「物化」，喪失應有的尊嚴。本書針對此一現象提出反省，讓人在藉由醫療安然面對病痛與死亡之時，也能獲得應有的尊嚴。

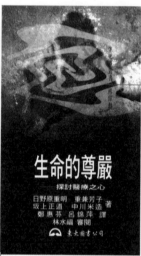

心靈治療
——信仰與精神醫學

自古以來，民俗宗教在醫療上所占的地位舉足輕重，但在宗教與醫療各自分工的現代社會，這種現象是否依然存在？民俗宗教與現代醫療如何相輔相成？信仰與精神醫學有何種關係？在本書中都有深入而廣泛的探討。

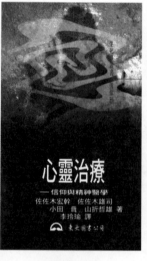

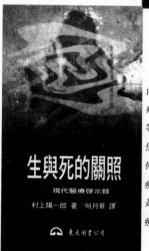

生與死的關照
——現代醫療啟示錄

本書透過對醫療倫理、醫院內部感染、器官移植、安樂死、腦死、告知權、愛滋病等種種問題的根本探討，讓您重新思考生為何物？死為何物？什麼才是正確的醫療？觀念新穎，析理深刻，是不可錯過的一部「現代醫療啟示錄」。

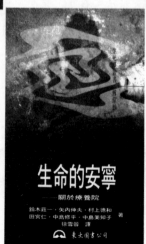

生命的安寧
——關於療養院

末期病人有別於一般的病人，其醫療與照顧需要我們投注更多的關懷與付出，才能幫助病人安寧地走完人生。本書六位作者透過親身體驗，以醫療與宗教的角度分別提出看法，值得大家參考。